CARE
Good Care ,
Good Living

CARE
Good Care ,
Good Living

CARE
Good Care ,
Good Living

care 64
失智症事件簿
法庭交鋒錄

作　　者：鄭嘉欣
責任編輯：劉鈴慧
美術設計：張士勇
校　　對：陳佩伶
出 版 者：大塊文化出版股份有限公司
台北市10550南京東路四段25號11樓
www.locuspublishing.com
讀者服務專線：0800-006689 TEL：(02) 87123898　FAX：(02) 87123897
郵撥帳號：18955675　戶名：大塊文化出版股份有限公司
法律顧問：董安丹律師　顧慕堯律師
版權所有　翻印必究

總 經 銷：大和書報圖書股份有限公司
地　　址：新北市五股工業區五工五路2號
TEL：(02) 89902588 (代表號)　FAX：(02) 22901658
製　　版：瑞豐實業股份有限公司
初版一刷：2019年9月
定　　價：新台幣350元
ISBN：978-986-213-998-1
Printed in Taiwan

失智症事件簿
法庭交鋒錄

鄭嘉欣／著

目錄

序

楔子

第一章
手足鬩牆·········**39**

第二章
親友算計·········**87**

序

法律防線

楊淵韓 / 高雄醫學大學神經科學研究中心主任 / 中華護智協會理事長

　　今年上半年，臺灣失智症協會到高雄舉辦一場對律師等專業人員的研討會，我是被邀請的演講者，向律師公會的律師們，介紹失智症的病人。

　　鄭律師也是研討會的演講者之一，剛入場時，她來見我並自我介紹，告訴我她媽媽是我的病人。乍聽之下我有點驚訝，覺得世事怎麼這麼巧？當下對她覺得很抱歉，因為沒認出來她是我病人的家屬。說實在的，因為病人太多，我通常不會刻意去記一些特殊身分的病人或家屬；也很感謝這些家屬的諒解，在她逐一描述之後，我對她母親有了些印象……

在研討會議中，當我談到失智症病人的醫學介
紹時，我看鄭律師非常仔細認真的把我所講的內
容，記錄在她的筆電裡，一位資深、並對失智症已
有相當了解的律師，還能如此用心聆聽、記錄，真
的感人！

當大塊出版公司告訴我，鄭律師要出版這本與
失智症相關的法律書籍時，我非常樂見！因為醫學
跟法律在失智症方面，一直沒有能互相對話的書，
我一直很希望有律師能介入，幫助失智症的病人及
其家屬，當病患表現出某些行為問題時，有時不是
他的本意，但這些行為會造成社會問題或他人困
擾，或當病人的認知功能退化、無法獨立自主時，
被他人趁虛而入，產生諸多憾事。

世事往往會從情、理、法三個層面來看待，法
是最後的保障，書中很多的案例，情與理的層面也
許是可以體諒的，但法上面是否能夠解釋和同意，

有時會有很多的不同見解，希望這本書能夠在「法」的最後一道防線，帶給病人及家屬，在「情」和「理」上，有不同的解危見解和保障。

連詐騙集團都在認真學習騙取失智者的信任

湯麗玉 / 臺灣失智症協會秘書長

　　坦白說，在初入失智領域的 1990 年，完全不會想到今天的財務安全議題。

　　聯合國於 2006 年通過身心障礙者權利公約（CRPD），為促進、保障及確保身心障礙者完全及平等地享有所有人權及基本自由，促進固有尊嚴受到尊重，降低身心障礙者在社會上之不利狀態，以使其得以享有公平機會參與社會之公民、政治、經濟、社會及文化領域。臺灣於 2014 年簽署身心障礙者權利公約，此公約所揭示保障身心障礙者人權之規定，具有國內法律之效力。失智症屬於身心障礙其中一類，因此適用 CRPD 來保障失智者權益。

　　身心障礙者權利公約第 12 條提到：締約國應採取所有適當及有效措施，確保身心障礙者平等享有擁有或繼承財產之權利，掌管自己財務，有平等機會獲得銀行貸款、抵押貸款及其他形式之金融信用貸款，並應確保身心障礙者之財產不被任意剝奪。

　　第 16 條提到：締約國應採取所有適當之立法、行政、社會、教育與其他措施，保障身心障礙者於家庭內外免遭所有形式之剝削、暴力及虐待，包括基於性別之剝削、暴力及虐待。

　　近年來失智人口快速增加，與失智相關之法律及財務諮詢也隨之頻繁，2018 年即有近 300 筆諮詢記錄。8-10 年的失智症照顧工作已經很辛苦了，若再加上財務問題更是雪上加霜、身心俱疲、家庭關係瓦解，甚至是壓垮駱駝的最後一根稻草。

　　在努力宣導失智症的過程中，心中常有一種矛盾，一方面希望更多民眾了解失智症，而能早期發

現、早期治療，並使用相關服務來延緩失智退化並減輕家庭困擾；但另一方面，在宣導同時，有心人士也更了解如何發掘失智者，進而騙取他的財產。

在家屬培訓課程中，教導家屬要多讚美鼓勵失智者，避免與失智者衝突，盡量接納失智者的困難，順勢轉彎使照顧更順利。有許多家屬聽了課，才知原來自己以前和失智者爭辯對錯的方法是錯誤的；學會之後，家人與失智者的關係平和愉悅許多。

但是，也有部份家屬因種種因素，難以改變互動模式，以致和失智者交惡，結果失智者對這位認真照顧的家屬出現被害妄想。一位受苦於詐騙集團之家屬告訴我，該集團有協會照顧課程的講義，這令人十分扼腕。原來詐騙集團認真學習照顧方法，以致能騙取失智者的信任，但家屬卻因有困難改變，而與失智者交惡，最終讓失智者把詐騙集團當知己，任其擺佈。

　　早期發現及診斷是許多問題的重要解方。

　　但是無論是家屬或失智者本人，早期多半處於未察覺或否認狀態，大多因為對失智症的不了解，也認為這件事不可能和自己有關，即使發現一些徵兆，也常因工作忙碌而拖延，直到有一天代誌大條才急迫地就醫。就醫時，急切地希望醫師立刻宣佈是否失智？但是，失智症的診斷要做好多檢查，也必須觀察一段時間才能確診，此刻的家屬十分焦慮。

　　感謝熱心公益的鄭嘉欣律師，不但貢獻許多文章，幫助協會出版了《失智症法律須知》一書，更參與協會全臺多場法律講座及培訓課程，使許多家屬獲得幫助，使參與培訓的律師們，更懂得如何幫助失智者家庭。這些年鄭律師提供許多失智症家庭之法律諮詢，並實質協助處理法律事務及打官司等，累積豐富經驗。

　　這次鄭律師以專業小說作家文筆，於本書記錄

多則經典案例，加上法律知識解說，及鄭律師專業
觀點，形成一本每一個人都可享受閱讀，也能有豐
富法律學習的專業著作。希望藉著這本難得的好
書，讓更多失智者及家人獲得幫助！

失智症關懷專線：0800-474-580（失智時 - 我幫您）
服務時間：周一至周五上午 9 點至下午 9 點
法律扶助諮詢專線：412-8518

更多陪伴　堅定守護

葉建廷 / 執業律師
/ 臺灣冤獄平反協會理事長

　　印象中的鄭律師，是在法庭上咄咄逼人，打擊犯罪毫不手軟的稱職檢察官。這幾年來，她轉換跑道擔任律師，又成為保障人權的優秀刑事辯護律師，在法庭上的表現一樣亮眼。但看完這本書，我才知道鄭律師在失智症的法律關懷所付出的努力，也和她之前擔任檢察官、刑事辯護律師時一樣多，佩服！

　　這幾年來，我投注較多的心力在刑案的冤案救援上，讀者可能無法想像一件冤案發生後，要投入非常多的社會成本，才有可能平反。但鄭律師書中所提到案例，如果司法人員對於失智症不清楚、沒

有正確的認知，如果再加上欠缺同理心，我無法想像，這個領域所可能發生的冤案，又要花費多少的社會成本、資源，才有可能翻案！

　　就以書中所提到「機車誰的」這個案例來說好了，個案中老伯伯因為是中度失智症患者，已經「失能」、無法辨識自己在做什麼，所以在光天化日之下把身上的鑰匙插入路邊誤以為是自己的機車，檢察官還因此把老伯伯起訴，認為他「偷」機車，幸好受理案件的法官願意聽律師的辯護，也願意去調查老伯伯的病歷，最後發現老伯伯真的因為失智症無法理解自己的行為意義判決無罪。

　　如果，我說如果，這個案件的法官不了解失智症患者可能會有的症狀，以為這不過是一般被告都會提出來的辯解，就把老伯伯判決有罪，您如果是老伯伯的家人，又要奔波在法院與家庭之間，得耗費多少時間才有可能平反、翻案？

　　律師辦案越來越講求專精的領域，就跟醫生一樣，平日未鑽研失智症相關法律問題的律師，碰到案件才求助谷歌大神或問東問西，這樣會把案件辦好？不可能！鄭律師投入這個領域很多年，這本書，不是等到家人罹患失智症、碰到法律問題才要翻來看的，我很慶幸鄭律師願意無私分享這麼寶貴的經驗給大家。

　　鄭律師在書中最後寫到，在失智的人生路上，她願意用法律溫柔守護、結伴而行；多麼令人動容！讓我們給鄭律師更多陪伴、守護的力量，自然更為堅定、強大！

楔子

謝謝我的母親，

她是一個無比溫柔的人，

用自己的生命故事，

教會我勇敢，以及同理！

我要說的這件事，

發生在很多年前了，

寫來卻仍是淚眼模糊……

這本書的版稅，

全數捐贈給「社團法人臺灣失智症協會」，

但願，

能夠一起陪伴失智症患者及其家庭，

走過生命中最艱難的幽谷，

跨過生命裡最困頓的關卡。

　　擔任過十餘年的檢察官，又身為律師的我，對於母親受到詐騙，除了心疼與不捨，竟然無能為力將這些人繩之以法，是我的遺憾；沒有辦法尋回母親珍藏的玉鐲、心愛金飾，是我的虧欠！

　　我只能在母親耳邊一再的說：「對不起、對不起！」但她，其實已經不在乎了，或者說，連「在乎」這最簡單的能力，都飄然失去了。

　　謝謝當年楊淵韓醫師的確診，並引領我家人，不因對失智症的懵懂而害怕、無所措；在母親飽受病痛之苦時，給了她最舒適、妥貼的照顧。

　　母親的失智症，我們走了好多就醫的冤枉路，至今回想，仍心痛不已：如果當年不被一再誤診，如果對失智症能有更多的了解、知道怎麼應變，母親或者，可以少受許多被誤解的委屈……

　　謝謝「社團法人臺灣失智症協會」的湯麗玉秘書長，在我拒絕相信母親失智、心力交瘁時，她的每一句鼓勵，都像溫暖的火燄，在黝黯不見底的深井中，像救命繩索，任我攀附、承受我無比沉重的驚恐！

離婚事件

深夜。

「妳現在快點回來！」電話那一頭，老父親氣急敗壞地吼著。

「現在？已經沒高鐵班次了。」嘆口氣，一整天工作之後，已經又疲憊又倦怠的她，無可奈何的回答。

「那妳明天一早，搭第一班高鐵回來。」老父親的語氣裡，依然是止不住的急促、按捺不住的怒意。

「但是我要上班，還有重要的工作——」

「有什麼工作比向來疼妳的爸爸更重要？總之

妳回家一趟！」

　　電話喀的一聲，應該是狠狠的被掛斷。

　　天亮、第一班高鐵南下，一路忐忑，不知道兩個老人家究竟發生何事，猜著、惴惴不安、思前想後，完全不明白習慣早睡的父親，為何會熬夜、怒氣沖天地打電話。

　　出高鐵站、跳上計程車，半小時後，衝進家門。

　　老父親、老母親各踞一方，一個面色鐵青、怒氣沖沖坐在沙發；一個面露驚恐、神色倉皇地瑟縮在籐椅上。環顧四周，還好，客廳玻璃櫃完好，擺飾品也無損，地板還是乾乾淨淨，看來，兩個老人家是心裡動氣、嘴上爭鬥，倒也沒演出全武行。

　　「我要離婚！」老父親一開口就先聲奪人。

　　「都七老八十了，離什麼婚？嫌我不夠忙？」她盡量心平氣和地回。

　　「我一定要離婚，妳想辦法幫我辦！」父親直

指著她大聲堅持。

「離婚要有法律上的原因，不是你想就能離的；而且，我不能雙方代理，就是不能一方面幫你起訴主張，一方面還忙著幫媽媽答辯，這樣會直接被逐出法庭，別害我，你另找高明。」她仍舊是一貫執業律師的冷靜，語氣平淡。

「那妳幫我介紹律師！」

「哈，老爸，你明知道沒有比我更高明的律師，恕我無能為力幫忙介紹。」面對耍賴的父親，只能將計就計。

對話的過程，她始終不時瞄著老母親。老母親低頭沉默無語、不知所措，手心緊緊握著一個陳舊紅色的棉質束口袋，既緊張又坐立難安。她走過去，緊緊抱住老母親，輕聲安慰著：「沒事、沒事了，哪有比我更厲害、更能打官司的，叫爸爸去找其他律師，我幫妳，保妳這婚離不成。」

老母親突然從嗚咽著用手帕輕拭淚痕，放聲大哭，見到女兒，似乎要盡吐胸中的委屈。

「為什麼我一定離不成？什麼法定離婚原因？都是妳在說的，妳知不知道，妳媽外面一定有人，把錢都拿去給別人花光光了！」老父親見她忙不迭地安慰母親，更加氣急敗壞。

年少時的父親，親眼目睹自己尊敬崇拜的高中導師，在操場被抓走後杳無音訊，當年白色恐怖的陰影，讓他覺得法律一無是處，以至於根本就反對女兒去念法律系，現在又看著她打算拿法律來捍衛母親，更是火上加油，怒氣難遏。

拿出小女兒的撒嬌本領，她溫柔摟住父親的肩：「說說看嘛，到底是發生什麼事了？說話可得憑證據喔！」柔情攻勢讓老父親態度也軟化了下來。

「唉，妳媽應該是被人給騙了，人財兩失！」嘆口氣，老父親心裡明白，這位律師女兒可是幫理

不幫親，鐵面無私得很。

「我那天問妳媽，存摺裡的存款怎麼突然減少那麼多？還有一天，竟然拿不同提款卡，連續到ATM提領好幾次的錢，我們兩個老人吃得不多、也沒亂買什麼，日常生活沒太大的花費，存款怎麼會一下子少了幾十萬？這不是給人騙了，就是拿錢去借別人當呆子！我猜是她外面有人，在慫恿她、誘惑她，拐她錢！」

深知一生都不悔奉獻給家庭、兒女的母親，是那種再辛苦也毫不抱怨，再窘迫也努力撙節，自己穿的、用的無一能省就省過日子的傳統女性。

「還有，她現在也不煮飯給我吃了，都隨便買自助餐打發我，常常還是冷飯冷菜，連口熱湯都沒得喝。」

她憂慮不安起來，媽媽恐怕是真的生病了。

善於理家的母親幾乎是片刻不得閒，家裡地板

總是光可鑑人，所有傢俱陳設一塵不染，家裡物品收納整齊清爽，而且日日三餐，她都花了心思在變換口味。母親的細心、勤勞，是一直都以工作忙碌，作為疏懶打理家事藉口的自己，望塵莫及的。

看老母親眼淚掉個不停，什麼辯白都說不出口，只是一勁地緊握著紅色束口袋。

「可以讓我看看嗎？」

母親點點頭，不安地交出袋子。邊拭去母親的淚水，邊把紅色束口袋打開檢視，空空如也，一目了然發生了什麼事。

家裡經濟環境一直是小康，領著公務員薪水的父母，收入、支出大致平衡，過去花費較凶的，不外乎是孩子的教育費、補習費，祖母在世時的生活費、醫療費，隨著孩子就業、祖母過世，母親手頭才開始略有餘裕。

母親喜愛黃金，可能是年輕時沒什麼多餘的錢

添置首飾，手頭寬了後，偏好適合穿戴的手鍊、項鍊、戒指等小件飾品。前幾年，兒女成家立業，手頭較有餘裕，她才陸續為自己添了些喜愛的純金打造小配飾。知道母親的喜好，身為女兒，逢年過節也會奉上各種黃金飾品、墜子、鐲子、戒指、耳環等等，彌補母親年輕時的渴望。

紅色束口袋裡，多年來收藏的黃金首飾已經不見了，她為母親精挑細選、或帶著母親，由她親自揀選的配飾、玉件，全都不翼而飛了，留下的是極其粗劣、毫無價值可言，甚至應該全是假的、不知道哪裡弄來的贗品金飾。

從存摺內頁的交易明細看起來，的確有好幾筆不尋常的提領，以母親的節儉習性、父親的簡單生活，短短幾周要花掉這麼多錢，不是存摺、印鑑、提款卡遺失且遭到冒用盜領，大概就是詐騙集團下的手。

「妳有把首飾、玉鐲、玉佩這些東西都交給別人嗎？還是拿去變現了？」

母親低頭不語。

「妳有借錢給誰嗎？有收人家利息嗎？跟妳借錢的是熟人嗎？」

母親依然沉默，淚流不停。

向來外出，只有步行跟騎機車的母親，騎車速度也不快，經常往返的範圍，不過住家附近方圓不及百里，去的頻率最高的，大概就是黃昏市場。黃昏市場的東西，有收攤前的便宜賣，一直是母親從年輕時的最愛，熙來攘往中，當然也少不了居心不良的詐騙集團份子混跡其中，在窺伺這群單純又好下手的婆婆媽媽們。

「是不是有人要妳買這些東西？說這些東西比較值錢？」她八九不離十的指著束口袋裡那些假貨。

母親點頭了。

「是不是有人跟妳說，兒女對妳不好，原來買給妳的都是假的，根本不能保值？他們替妳打抱不平，要妳把家裡的假金飾拿去跟他們換？或是拿錢給他們幫妳買？還要妳千萬別把這些事跟家裡人提起？」

母親像做錯事的小孩，頭低得不能再低。

「如果帶妳去找，還認得那些壞人嗎？」

母親搖搖頭。

將滿腹委屈又如驚弓之鳥的母親攬進懷裡，安撫一如疼惜寶貝般，她哄著：「沒關係，沒關係，別擔心，金子沒了、錢沒了，都沒關係，我有工作、有錢賺，我會養你們啊！妳喜歡金飾，我再買給妳。」懷裡的母親，哭得像受盡委屈的孩子。

很氣，是——氣這些無良天殺的詐騙集團

念書時，Ｔ大教授一再耳提面命的金科玉律，

眼下，她只想狠毒咒罵，去你的「無罪推定」，去你的「罪刑法定」。

很氣，是——氣疏忽了母親健康的自己

明明自己曾經懷疑過，卻寧可選擇不要知道、不要確診、拒絕真相的鴕鳥心態；悲憤與恐懼，鋪天蓋地席捲而來……

忘了多久前，就曾發現善於烹飪的母親，竟然會做菜忘記調味，或錯放調味料；在冰箱看到不斷重複買回的食物、蔬果，還來不及拿出來吃，就因為變質或過期而丟進了廚餘桶……

前一陣子也曾經發現，母親會在突然說不出話、言詞斷續，記憶中斷時慌慌張張找藉口，卻又掩飾不了突如其來的手足無措……

曾驚訝一向溫柔有禮貌、對人善良的母親，竟然會莫名其妙、突發性的情緒失控，尖酸刻薄地罵

父親、對兒女咆哮⋯⋯但沒一會兒，卻對於自己有如颱風過境般的發脾氣矢口否認，還信誓旦旦「絕無其事」。

從這天開始，她憂慮成為詐騙集團眼中肥羊的母親，極有可能一而再、再而三的落入詐欺的陷阱，身為律師，再忙，也必須開始勇敢面對失智症，並正面痛擊這些伺機欺人的詐騙集團。

帶著母親到附近的黃昏市場逛了一圈，問母親記不記得是誰取走她原來的金飾，大概只知道是在機車停車場附近，有幾個年輕人，一擁而上圍在身邊，你一言他一語的為母親叫屈，晃著他們手中的手飾，教母親分辨金飾的真假，順便把不孝兒女狠狠數落一頓。

擔任過檢察官，現在又身為律師，她心如明鏡般清楚：

就算報了警也是枉然！

　　母親根本說不清楚詐騙的過程，究竟是一個人？或是一群人犯案？到底是男性？還是參雜了女性？是什麼樣的話術？詐騙的標的？這些，於一般人或許不難，對母親而言，卻是如此不易回想。

　　無法指認、無法陳述、過程模糊，司法警察要從何著手？海底撈針哪有這麼剛剛好的運氣？偵查的楔子根本毫無施力之處。

　　縱使運氣夠好，僥倖逮到人也起訴了，法院展開審理程序時，身為被害人的母親，勢必會成為檢察官聲請傳喚的證人，得在法庭上接受檢察官、被告辯護人的交互詰問，而說話已經結結巴巴，記憶又坑坑洞洞的母親，哪有能力面對審理法庭上雙方凌厲的交互詰問？豈有辦法從辯護律師的反詰問中脫身？

　　至於民事訴訟，即便冤有頭債有主，真能找到行騙的傢伙，然而主張受詐欺者應負舉證責任，但

舉證之所在，敗訴之所在，母親無法提供任何上得了法庭的證據，敗訴率根本是百分百。

　　她實在不知道，繳這筆裁判費，究竟是要教訓誰？

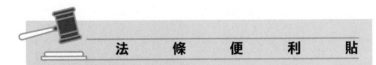

法　條　便　利　貼

・刑法第 339 條

　　意圖為自己或第三人不法之所有，以詐術使人將本人或第三人之物交付者，處五年以下有期徒刑、拘役或科或併科五十萬元以下罰金。

　　以前項方法得財產上不法之利益或使第三人得之者，亦同。前二項之未遂犯罰之。

・刑法第 341 條

　　意圖為自己或第三人不法之所有，乘未滿

十八歲人之知慮淺薄，或乘人精神障礙、心智缺陷，而致其辨識能力顯有不足或其他相類之情形，使之將本人或第三人之物交付者，處五年以下有期徒刑、拘役或科或併科五十萬元以下罰金。

以前項方法得財產上不法之利益或使第三人得之者，亦同。

前二項之未遂犯罰之。

喜歡穿新衣的國王，已經厭倦了宮中裁縫過時的款式，對於宮外不斷送來的新衣也批評不斷，極度不滿意。這天從鄰國來了兩個人，謙恭賣弄：「只要陛下賜予住所、高貴的絲綢、珠寶配飾，一個月後，我們就可以做出舉世無雙的華服，還可以幫陛下檢視您臣子們的聰明與否，因為絕世華服，只有絕頂聰明的人，才能得見真章！」

　　國王不僅信了，還源源不絕把山珍海味、綾羅綢緞、金銀珠寶，一趟趟的送過去，滿心期待穿上絕世新衣，在國人面前展示，並藉此判斷大臣們的聰明與否。這兩位騙子的所作為，就是「詐欺罪」！難怪要在小孩天真的戳破謊言「國王沒穿衣服」後，立即不告而別、逃之夭夭。倘若國王不是愚蠢，而是年老、判斷能力出現題，是因心智缺陷，導致辨識能力有所不足，才誤信兩位騙子所言，兩位騙子所犯便是刑法第 341 條「乘機詐欺取財罪」，國王至少會獲得同情，也不至於淪為千古的愚蠢笑柄。

　　犯罪的被害人固然可以提出告訴，然而，被害人提出告訴時，必須敘明犯罪行為人的姓名、手段、詐騙的時間、地點等。若真的不知道行為人的姓名、年籍資料，可以僅敘明受詐欺的時間、地點、手段、受損害之財產種類及金額等，並檢具相

關證據。例如：存摺內頁交易明細、購買金飾的保
單及發票、過去曾佩戴金飾的照片等。

　　若司法警察順利逮捕詐騙的行為人，會通知被
害人到場指認，並製作證人筆錄。檢察官偵查、法
院審理也均會發傳票通知被害人到庭具結作證。

　　只是，罹患失智症的長者，經常苦於記憶障
礙，而有無法「順利陳述」的困難，也造成後續追
訴犯罪、民事求償的窘迫……

第一章

手足鬩牆

青春幾何

　　一群四十幾歲的中年人，在餐廳包廂裡，圍著開了擴音的手機，焦急等待。

　　「怎麼電話一直響都沒人接？」

　　「應該是出門了吧？」大家七嘴八舌地猜測著。

　　「喂？喂？師母嗎？張老師在家嗎？我阿傑啦！」總算電話被接起，高三時的末代班長阿傑，提著嗓門喊。

　　「在家啊！怎麼了？」師母還是一貫的溫柔嗓音。

　　當年，這群十六、七歲的倔強高中生，滿腹少年維特的煩惱，總覺得沒人懂自己的叛逆期，師母的好手藝收服了這群青澀少年的胃；張老師的豐富

學識及為人師的澎湃熱情，讓這群不知天高地厚的
青少年衷心臣服。

　「今天是畢業二十五年的同學會，我們早在三
個月前就發了邀請卡給老師，請他帶師母一起來分
享我們當年的高中生悲歡歲月。」

　「我們大家現在都在餐廳了，左等右等，都不
見老師跟師母的人影，以為發生了什麼事，擔心得
不得了，趕緊打電話來問問。」

　「啊，不好意思，你們張老師恐怕是給忘了，
真是的，他收到邀請卡，怎麼也沒跟我說一聲，也
好記得給他提個醒。」

　「還好、還好，老師沒事就好，沒關係，師母
我們等你們到了才開席喔。」

　「不用、不用了，我們年紀大了，膝蓋退化，
腿走路也不方便，你們哪天有空，歡迎大家來老師
家走走啊！」

　　「那好，選日不如撞日，我們等下吃完飯，一起過去看老師、師母。」阿傑環視全班的同學說，不少人點頭比讚。

　　「太好了，老師一定很高興看到大家，換我等你們來喔！」

　　聚餐後，十幾個人浩浩蕩蕩去探望老師。

　　師母還好，張老師卻老得出乎大家的意料。告辭後，師母送大家出門，等電梯時，阿傑忍不住問：「老師的記憶好像有點問題？不斷搞錯時間？」

　　「前年，老師還能點名叫人不出錯，今年怎麼一下子差了這麼多？幾乎搞不清楚我們誰是誰了？」

　　師母神情落寞：「這一年，你們老師，老得好快啊，像他最愛的荷包蛋，卻說成要吃那種圓圓的蛋；想去市郊山上走走，說了個『爬』字，就停下來，再追問他，他也忘記要說什麼……」

　　「以前老師多精明啊，誰敢在他面前裝神弄鬼，

師母可能要多注意一下了。」

「這一兩年，你們老師變得不愛說話、也不喜歡看書翻報紙，勸他寫寫書法吧，過去老師筆勁力透紙背，拿獎是稀鬆平常，如今他的字扭曲歪斜不說，前幾天，我遍尋不到的電視遙控器，竟然在冰箱冷凍庫裡，都放到結冰報廢了……」

在阿傑熱心督促下，半哄半騙帶著張老師就醫，經醫師評估結果，張老師被鑑定為「輕度以上失智，有依賴照護需要」。之後的回診，老師的健康每況愈下，嚴重退化的速度，讓師母一說起就淚流不止。「中度失智」的鑑定報告很快就交到師母手上，步態顫巍巍的張老師，歷經兩次跌倒、骨折，加上住院時譫妄被約束綁在床上動彈不得，使他病情加重，兩年後張老師便與世長辭了。

老師喪禮才辦完沒多久，師母收到民事通知書，嚇得六神無主，問了親戚朋友，沒人能幫得上

忙，只好硬著頭皮打電話給阿傑求助。

在律師事務所的小會議室中。

「師母認識原告羅○○先生嗎？」黃律師問。

「不認識，完全沒印象，老師生前也沒提過，曾經有這樣一個學生。」

「民事起訴狀繕本寫著，老師在過世前一年，分三次，陸續向原告借款，每次借款金額為 120 萬元，總金額是 360 萬，有簽三張借據。不過卻沒約定利息及還款日期，當時老師的身體狀況如何？經濟情況呢？生活上有借款的需求嗎？借據的簽名，是老師的親筆字跡嗎？」

張老師生前一身傲骨，從不接受任何家長表示謝意的餽贈，身後幾無長物，遺產僅有原居住的老公寓一間、銀行帳戶內約有四百萬的現金，子女們原本就打算讓母親繼續住在老屋頤養天年，現金用來當作生活上不時之需，況且身為配偶的師母，可

領取老師的月退半俸，師母向來生活簡樸，生活上
也算無後顧之憂。

　　張老師生前又何須向人借貸？

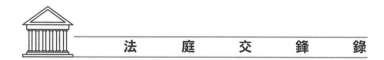

法　庭　交　鋒　錄

「原告訴之聲明？」法官問。

　　「被告等人，為張老師的繼承人，應於被繼
承人張○○之遺產範圍內，連帶給付原告 360 萬元，
及應自起訴狀繕本送達最後一位被告之日起，至清
償日止，按年息 5% 計算之利息，且原告願供擔保
請准宣告假執行。」原告律師說得氣定神閒。

　　「請求權基礎呢？」法官再問。

　　「繼承及消費借款還款。」

　　「被告等人的答辯呢？」法官轉向被告席。

　　「我們否認借款，應由原告負舉證責任。」身
為師母及兩個居住國外的子女之訴訟代理人，黃律
師回答。

　　「我同意原告的請求，我爸爸生前確實有借款，
借據上的名字也是他親自簽名的。」出乎大家的意
料之外，單獨到庭的張老師小女兒，竟然當庭認諾
（認諾，就是在民事訴訟中，對於對造的主張完全不
加以抗辯，也不提出其他的說法，等於是棄子投
降，完全承認對方所說、所主張的，完全不爭執被
告、被起訴的事實，並且毫無異議的接受原告的請
求，也就是敗訴了）。張老師的小女兒會認諾，讓法
庭上的媽媽、兄姊及律師都很不可置信。

　　第二度開庭。

　　「張○○跟你借錢的原因？」法官問原告。

　　「他說急需要用錢，我也就沒多問。」

　　「借據上的名字是張○○親自簽的？」

「是的，他當時手有點顫抖，但還是他親自簽名的。」

「被告的答辯？」

「我們否認借貸，借據所記載的借款時間，張○○老師已經被醫師診斷為中度失智症後逾一年，加上他兩度跌倒、骨折、住院、出院；又數度進出醫院，因失智症導致復健十分困難，幾乎不具備行動能力。也因為失智症，無法正常思考及處理日常生活所需，譬如使用金錢會發生錯誤、記憶力受損，也影響張老師對財務、數字的判斷及理解能力，他應該已經不知道借款的意思了。」黃律師答辯。

「借據上的字跡是誰的？」法官問。

「絕對不是張○○老師的，我們有證人足以為證。」黃律師說得斬釘截鐵。

「證人跟原告、被告，有何法律上的關係？」法官問。

「沒有法律上的關係，被告的師母，是我最尊敬的高中老師太太。」證人阿傑班長答得中氣十足。

「你要提供張老師生前的文書供比對字跡，是嗎？」法官問。

「是的，張老師是我們導師，他雖然教數學，但他熱愛書法，他批改作業、寫各種文書、成績單上的老師評語等，用的都是毛筆，不然至少是鋼筆，才不會用這麼廉價的原子筆！還有，老師字跡端正，誰敢寫這種爬蟲般的歪七扭八字，會被老師罵死，老師自己也絕對不可能寫成這樣！我這裡有同學們保存的成績單，上面的評語都是老師生前的字跡；還有，老師在我結婚證書上的簽名，都可以送去比對。」

坐在被告席的老師小女兒，越來越侷促不安。

「張〇〇老師領有月退俸，每月收入都大於支出，還有存款結餘，絕對不可能跟素昧平生的原告

羅○○先生借錢，而且這也太巧了，張○○老師遺產留下現金約 400 萬元，借的數字 360 萬元加上利息也剛剛好 400 萬，這斧鑿的痕跡未免也太明顯。」律師分析得條條有理。

「是真的，根本沒有借錢的必要啊！」師母與另兩位子女異口同聲，一家人同時把眼光聚焦在老么身上。

開完庭，一家人回到律師事務所。

「你們願不願意給小妹一個機會？律師說，字跡若經過鑑定，確認是偽造的，而且能鑑定出來是原告羅○○或小妹的，他們會淪為偽造文書跟詐欺的共同正犯。你們長期在國外，小妹長年照顧失智的爸爸、陪伴我，三不五時我們兩老耍性子，小妹難免被當出氣筒，會跟羅○○合謀演出這一齣戲，想必也有她的苦衷。」師母為小女兒求著情。

「你們一樣父母生養，卻可以隨心所願，顧著

發展自己的前途、事業！家庭、孩子都不缺，而我呢？算什麼？爸在醫院進進出出，你們除了電話遙控指揮我，要幹嘛、要幹嘛，你們知道長期看護病人，是多令人身心交瘁的嗎？我也要上班啊，爸有失智症、媽有糖尿病、心臟病、高血壓，兩個老人三天兩頭跑醫院，照顧他們生活起居容易嗎？你們為什麼不也回來照顧看看？」么妹越說越委屈。

　　「等爸媽走了，你們可以來平分遺產，然後賣掉房子變現，現金一分，拍拍屁股各自出國，那我咧？有能力再買間房子嗎？可能居無定所、又老又病的淪落街頭，你們誰會管我？回來照顧我？你們有誰會為我的老來生活打算？早知今日下場，我當年就不該對媽的眼淚心軟，放棄出國深造，把我自己一生搞成這樣！」

　　看著掩面痛哭的小妹，師母伸出手卻不敢去環抱小女兒：「是媽媽當年的自私，害了妳，是媽媽對

不起妳，這些年來，沒為妳好好打算過……」

　　看著哭成一團的母女，大哥清了清嗓子：「過去幾年，爸媽都是小妹在費神照顧，我們當哥哥姊姊的，確實是有對不起小妹的地方，我想，今天就承諾放棄繼承父母的遺產，不論是房產或現金。」

　　「我也是！」大女兒跟著說：「小妹，對不起，這將近二十年來，真的辛苦妳、委屈妳了。」

　　「那麼，你們大家覺得這樣好不好？」黃律師建議：「400 萬的現金，200 萬存進媽媽的銀行帳戶，老師的月退半俸，由媽媽按月領，另外的 200 萬存進小妹帳戶，請羅先生撤回民事起訴，我們也不提出刑事告訴，好嗎？」

　　原告羅〇〇知道偽造文書與詐欺的嚴重性後，撤回民事起訴，讓事件落幕。在哥哥姊姊離台前夕，小妹說：「爸媽的房子，我會只住不賣，你們也要記得，在臺灣，還有家在，隨時歡迎你們帶著孩

子回來看看，小時候住過的老家，是這模樣的。」

疾風知勁草，板蕩識誠臣。

勇夫安識義，智者必懷仁。

這是張老師生前最常揮毫的書法，也是他最喜歡的一首詩；智者必懷仁，張老師生前，總以這句話提醒兒女，為人處世，要牢記這五個字。

法　條　便　利　貼

・刑法第 210 條

　　偽造、變造私文書，足以生損害於公眾或他人者，處五年以下有期徒刑。

・刑法第 211 條

　　偽造、變造公文書，足以生損害於公眾或他人者，處一年以上七年以下有期徒刑。

> ・刑法第 **217** 條
>
> 　偽造印章、印文或署押，足以生損害於公眾或他人者，處三年以下有期徒刑。盜用印章、印文或署押，足以生損害於公眾或他人者，亦同。

　　偽造署押（也就是簽名），簡單的說，就是 A 才能簽 A 的名字，若是 B 沒有經過 A 的允許，就在會發生法律效果的文書上，例如：借據、租賃契約、買賣合約等，簽署 A 的名字，導致他人誤認是 A 借錢、承租或交易，就是偽造 A 的簽名，進一步則偽造了借據、租約、合約等文書，且拿來使用（行使），便涉及偽造文書。

　　同樣的，張老師及張師母家的內神（小女兒）與外鬼（原告羅○○先生）互通，由不是張老師本人的小女兒在借據上偽造張老師簽名，再由原告羅

先生用以作為民事起訴的證據，向被告張師母、兄姊及法院行使，兩人恐涉有偽造張老師署押、偽造借據之私文書，以及行使偽造借據之私文書的刑責。

　　為了釐清究竟是否涉及偽造文書，實務上多藉由文書鑑定之方式，以本人過去所寫的字跡，與可能被偽造的文書之字跡互相比對。非常重要的是：鑑定的文書均需為「原本」，不能為「影本」，因此，家屬應多蒐集失智者本人過去所親自書寫的字跡，以備訴訟、鑑定的不時之需。

手心手背

　　出加護病房，巧巧腳步如同被拴上千斤重鐵鍊，寸步難行，眼淚簌簌而下。

　　老爸生命在倒數計時中，老爸依據病人自主權利法，預立了自己的醫療決定書，不接受維持生命治療，不接受人工營養及流體餵養，可是，看著病榻上急性腦中風昏迷的老爸，當握著他的手，還能真真切切感受到掌心的溫度，巧巧心裡好想違反老爸的意願，她一點、一點點都不想尊重那份老爸親自簽名的醫療決定書。

　　巧巧倚在牆上，心中不停吶喊：「可不可以、可不可以請再努力一下！」雙腳發軟，巧巧扶著牆壁，

努力讓自己撐住、站穩。

　　母親的遺產稅申報都還來不及處理，一向最疼她的老爸，或許是難忍鶼鰈情深、而今徒留孤翼……深深的眷戀，讓老爸一心只想到天堂再續夫妻前緣，而從小被視若珍寶的小女兒巧巧，卻將孑然一身了。

　　從輕度認知障礙，到醫師診斷為輕度失智症之後，媽媽的 MMSE 測驗僅剩 2 分，阿茲海默症無情地奪走母親的定向力、抽象思維力、處理能力，不可逆之持續性退化，洶湧衝擊著父母親原本安穩閒適的退休生活。

　　老爸大概是看著妻子受到阿茲海默症的折磨，逐漸喪失咀嚼功能之後，一生酷愛美食、享受美食的她，只能以「泥狀食物」進食，他百感交集悲嘆：「都糊成一團了，能品嚐出什麼好滋味？要是她神智清楚，豈不恨我如此折騰她？」因此才毅然決然，

簽下預立醫療決定書吧？

　　父親的後事是巧巧一手打理，告別式上，各有家庭的兄、姊分列兩旁，彼此相對不僅無言，甚至怒目相向，原本和樂融融玩在一起的表兄弟、堂姊妹，雖然不知道發生什麼事，也不敢插嘴多問，連長輩親戚們，看著手足間互動幾近於零，也不想多管閒事。

　　在閨蜜開的律師事務所，巧巧難過地求助：「我能夠怎麼幫我哥哥、姊姊呢？我姊正在告我哥。」

　　「為了什麼？」

　　「我老爸、妳也是知道的，就是很傳統，覺得男人應該頂天立地保護妻兒，他一輩子賺的錢都交給我媽處理，從不過問家用、儲蓄、理財，自己就每周領點零用錢，等快花光了再跟我媽拿，這樣也一生相安無事。因此，我們家的不動產，大多登記在我媽的名下，現金也幾乎都存在她的銀行帳戶

裡。」

「妳媽不是阿茲海默失智多年了嗎？」

「嗯，幾個月前剛過世，沒想到為了申報遺產稅而向國稅局調取遺產清冊時，竟然發現原本所有權人是媽媽的兩棟房屋，已經被以贈與為名義，移轉過戶給了哥哥。姊姊看到清冊內容後勃然大怒，質疑哥哥別有居心。」

「所以，姊姊以同為妳媽的繼承人為名，對妳哥哥提起訴訟，請求塗銷以贈與為登記原因，所為之所有權移轉登記，並且將不動產返還給其他繼承人，是吧？」

面對眼前這杯咖啡，隨著心情低落，巧巧嚐起來備覺苦澀走味：「唯一慶幸的是，爸到過世前，都不知道哥哥姊姊反目成仇。通知爸爸作證的民事庭開庭通知書，寄到家裡時，爸爸已經腦中風在加護病房了。不過現在，換我收到證人傳票了……」

　　「妳媽媽生前有贈與的意思嗎？比如說：老人家嘛，重男輕女的傳統觀念作祟？」律師兼閨蜜，也沒必要拐彎抹角繞著圈問。

　　「誰知道呢？從小媽總說兒子女兒，像手心手背一樣好、一樣疼。剛開始發病，我媽說話語無倫次，漸漸成了喜怒無常，後來會一直反覆相同的問題，忘東忘西是家常便飯，沒就醫前，有她娘家長輩，鐵口直斷說我媽去沖煞到、中了邪，所以神智昏亂。有一陣子，哥哥、姊姊都不太敢帶另一半及小朋友回家，就連年節邀約到餐廳聚餐，他們也是百般推託。」

　　「還好我爸堅持去醫院檢查後，醫師診斷媽媽有短期記憶缺損、進行式記憶缺損、極重度認知功能損傷等，那個什麼 CASI 報告吧？什麼項目做出來，幾乎都是個位數或 0 分。」

　　「我們也是調了遺產清冊才知道，大概是確診

後兩年左右，不動產被以贈與為名義，移轉過戶給了我哥。」巧巧轉著咖啡杯，不堪回首：「那時候我媽，應該已經算是中度阿茲海默失智症，大多數時候很沉默，只有在看到孫兒環繞時，會有些高興表情，不過聽到小朋友跟她炫耀考試第一名時，就會露出得意的笑容。」

「你們有做過監護或輔助宣告嗎？」律師問。

「沒有，爸爸當時認為沒必要，其實，他是很傷心的，不願面對現實，一心一意想靠自己保護媽媽，覺得法律對媽媽的認定，好冰冷絕情。」

「那妳媽的帳戶存摺、印鑑章及提款卡等，還有不動產的權狀，是誰在負責保管？」

「帳戶、提款卡歸老爸用，因為他得提領生活費、醫療費，至於不動產權狀、印鑑章等，應該是一直都由我媽擱在保管箱吧！」

「所以，妳姊現在起訴是主張媽媽贈與當時，

已經無行為能力，表示贈與的意思無效？」

　　「其實，老實說，我自己也很懷疑贈與的那個時間點，我媽的認知早就非常混亂，可能已經無法完全理解別人表達的內容，是在說什麼了……」

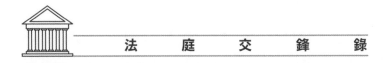

法　庭　交　鋒　錄

巧　巧出庭作證。

　　「證人劉○○與被告有沒有任何法律上的關係？」作證之前，法官先做人別、年籍資料的訊問與確認，緊接著問證人與兩造當事人間的關係，有無法律上明定得拒絕證言的事由。

　　「原告是我姊姊，被告是我哥哥。」巧巧尷尬回答。

　　「證人依據民事訴訟法第 307 條第 1 項第 1 款，

得拒絕作證，若要作證，就要具結，在法庭上要說實話。」法官對證人告知「得拒絕作證」及「作證的具結義務」等法律規定。

「我，拒、絕、作、證！」巧巧一個字、一個字，說得斬釘截鐵、清晰明白，法庭上的原、被告，不可置信的盯著巧巧。

法官轉向原告、被告席發問：「證人依法得拒絕作證，原告、被告有何意見？是否聲請調查其他證據？」

「再另行具狀說明。」這句話，原告、被告的訴訟代理人，竟異口同聲、回答一致。

出了法庭。

「為什麼拒絕作證？」閨蜜律師問：「擔心擺不平哥哥姊姊啊？」

「原告是我姊，被告是我哥，兩邊爭執的標的是我媽的遺產，其實，也等於是我爸的。爸原本應

該繼承的那四分之一，在爸爸突然過世後，由我們三個人繼承，現在也成了他們爭吵的內容。」巧巧滿臉無奈：「有人閒來在雨中聽雨詩情畫意，有人觀賞雨絲空中隨風飛舞很羅曼蒂克，而我此時此刻，應該是正被捲在颱風雨裡吧？」

「妳可以聲請參加訴訟，獲得法官允許後，成為參加人，在開庭時表達自己的意見。」閨蜜律師建議。

第二度開庭。

「原告主張，被繼承人王○○女士因記憶力減退至醫院就診，經門診評估後高度懷疑失智症，經安排智能測驗且評估為中度失智症，但這些都是103年9月的就診情形。至於本件移轉的時點，也就是105年9、10月間，還有無再為鑑定、評估，而有相當之證明？」法官問。

「105年9、10月間，應該沒有。」原告的訴訟

代理人說：「不過——」

「法官，可讓我表示一點意見嗎？」雖然知道不應該在法官訊問其他訴訟當事人時予以打斷，巧巧仍怯生生地舉起手，緊咬著唇。

「請參加人陳述意見？」法官問。

「可以請法官再幫我們安排調解期日或請法院內調解委員協助調解嗎？以實價登錄網站上的交易價格來計算，媽媽這兩間房子的市價合計不會超過4000萬元，不是都說手足之情血濃於水？4000萬元，怎麼就能輕易而徹底把血跟水透析分離？」這番話是從父親走後，巧巧就一直想表達的真心話，但哥哥、姊姊都避著她，電話不接、人不見，她就算手裡拈著針線，也找不到兩塊撕裂的布來縫合。

法院內經驗豐富的調解委員，很耐心地費了好大一番功夫，讓「應繼分」各三分之一的她和姊姊，稍稍退讓一些，多分配了些現金與有價證券，至於

那兩間房子，巧巧勸姊姊：「是父母親經營了一輩子
的溫暖家庭，就歸屬哥哥和姪子們吧，我們也不塗
銷原來以贈與為名的所有權移轉登記，好嗎？」

　　當兄姊妹三人一同在調解筆錄上簽下自己的名
字時，巧巧知道，這份調解筆錄的價值，是手足間
無法衡量的倚賴信靠。巧巧想起小時候，最喜歡假
日出遊時，爸爸兩手一邊抱著姊姊一邊抱著自己，
媽媽亦步亦趨的跟在腳踏車還騎不太穩的哥哥身
後，不斷叮嚀指揮，感覺好幸福，巧巧一點都不希
望，這感覺，隨著父母過世，灰飛煙滅。

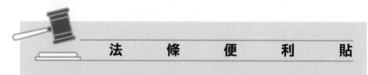

法　　條　　便　　利　　貼

・民事訴訟法第 58 條
　　就兩造之訴訟有法律上利害關係之第三人，

為輔助一造起見，於該訴訟繫屬中，得為參加。

- 民事訴訟法第 59 條

　　參加，應提出參加書狀，於本訴訟繫屬之法院為之。參加書狀，應表明下列各款事項：

　　一、本訴訟及當事人。

　　二、參加人於本訴訟之利害關係。

　　三、參加訴訟之陳述。

　　法院應將參加書狀，送達於兩造。

- 民事訴訟法第 307 條

　　證人有下列各款情形之一者，得拒絕證言：

　　一、證人為當事人之配偶、前配偶、未婚配偶或四親等內之血親、三親等內之姻親或曾有此親屬關係者。

　　二、證人所為證言，於證人或與證人有前款關係之人，足生財產上之直接損害者。

> 　三、證人所為證言，足致證人或與證人有
> 第一款關係或有監護關係之人受刑事訴追，或
> 蒙恥辱者。
> 　四、證人就其職務上或業務上，有秘密義
> 務之事項受訊問者。
> 　五、證人非洩漏其技術上或職業上之秘密，
> 不能為證言者。
> 　得拒絕證言者，審判長應於訊問前或知有
> 前項情形時告知之。

　聽過這個故事嗎？

　傑克的媽媽在家中最後的食物都吃完後，不得
不忍痛要求傑克將母牛帶往市集出售，好用賣得的
錢，買食物果腹，但傑克竟聽信老人的話，用母牛
換來一袋七彩的豆子，媽媽看到豆子氣得不得了，

就把豆子往窗外一丟。

　　豆子一夜之間，竟然長到天空。

　　順著豆子藤蔓爬到巨人住處的傑克，未經巨人同意即侵入巨人的住宅，還分別竊盜了巨人的金幣、會下金雞蛋的母雞、自動彈奏音樂的豎琴。甚至，傑克為了躲避巨人的追緝，還持斧頭砍斷樹枝，打算置巨人於死地。

　　巨人僥倖未死，對侵入住宅、竊盜的傑克提出刑事告訴，另外提出返還金幣、母雞及豎琴的民事訴訟。在民事訴訟案件審理中，傑克的母親被法官傳喚作證，但因為她跟傑克具有直系血親的關係，依法可以拒絕作證。

　　而巨人的太太，主張他們是夫妻，共同擁有金幣、母雞及豎琴的所有權，為了確保自己的法律權益，可以聲請參加訴訟，成為參加人。

　　長者罹患失智症後，若子女或親屬之間，有人覬覦長輩資產，或者意圖藉由「生前贈與」、「高價賤賣」或「抵押貸款」等方式，而在長輩未過世前先取得部分財產，在繼承財產以應繼分比例分配前奪得先機，都有可能引發後續「債權、物權等行為無效，應予塗銷返還」等訴訟。在這類訴訟中，因為是法定繼承人對簿公堂，手足、親屬均極有可能成為證人，也可以聲請成為訴訟參加人。

　　煮豆燃萁，相煎太急，長者在意識清楚及判斷能力健全時，提早做好財務規劃，方能避免同室操戈，在百年後方可安心離去。

我又不會觀落陰

　　再一次，也是最後一次，見到母親，卻、已是相見遙遙無期的陰陽兩隔。

　　「你們怎麼沒來辦除戶？超過時間可是會裁罰的。」戶政事務所辦理戶籍異動的櫃檯小姐，手裡拿著申請書，倏地抬起頭，看著來申辦自己的戶籍謄本的張先生，略提高了音調問。

　　「什麼辦理除戶？我是來申請自己的戶籍謄本的。」張先生一臉狐疑與莫名。

　　「我是指你母親，醫院依據戶籍法第14條規定，會將死亡證明書傳送給戶政事務所，已經兩、三個禮拜了，你們要趕快來辦除戶，才不會受罰。」承

辦業務小姐仔細叮嚀著。

　　「死亡、除戶？」張先生有如五雷轟頂，撕心裂肺的痛楚讓他幾乎難以呼吸。

　　幾年前，母親的行為開始出現脫序的異常：半夜不睡覺，自己打開家門，到外閒晃遊蕩，一早又餓又冷，到附近的豆漿店吃完燒餅油條，身上卻沒錢付帳。

　　好在熟識母親的豆漿店老闆，發覺媽媽神情有異，趕緊來電話通知張先生領回，接到母親，付錢外，張先生不斷對老闆鞠躬道謝。從此之後，張先生不敢熟睡，夜裡要強迫自己保持半睡半醒，一聽到母親起身，就得趕快跳下床去攔截母親出門，一段時間下來，精神緊繃的壓力，讓張先生身心俱疲。

　　母親莫名愛上社區的資源回收區，總溜出去尋寶，撿回一堆垃圾後，當寶物般堆疊在她房間，搞得家裡又髒又臭。亂到行走困難的房間，讓母親老

是找不到東西，她開始懷疑媳婦偷竊她的東西，不但在家吵鬧、還向親友鄰居哭訴媳婦的種種不是……

　　找天周休，夫妻合力把母親的房間做次大掃除，她言之鑿鑿說被偷的首飾、錢包、存摺、印鑑、提款卡、房屋權狀……紛紛現身，母親若無其事的抱緊東西，把兒子媳婦趕出房間：「出去，不准偷看我收東西。」

　　並非沒帶母親就醫，但母親的失智症沒有回頭路可走，隨著病程惡化，母親一次次的向人哭訴：

　　「兒子媳婦軟禁我，不給我出門！」

　　「我的錢一直被偷、東西一直不見……」

　　「他們整天都不給我吃飯……」

　　親友們自以為是的添油加醋轉述，讓在外縣市工作的姊姊，三天兩頭來電，語氣從勸和、擔待，到不理性的爭執怒罵，那天，怒火沖天地摜下話，

要來「解救」備受欺凌的老母親。

　　姊姊開車北上，連同母親生活隨身物品、處方藥、衣物等行李，一併打包放進後車廂，片刻都不肯多留，便揚長而去。看著母親在副駕駛座的背影，張先生理智上覺得應該不捨、應該挽留；心情上，竟然感到如釋重負。

　　母親離開之後，張先生打過多次電話，總是在母親和姊姊交相責罵中無奈地結束。他屢次到姊姊住處去探望，一次次的吃閉門羹。姊姊總連大門都不給進，理直氣壯的推說：「媽說你害她傷透心，不想見你們。」或者母親從屋內一聽到張先生的聲音，又哭又喊：「不孝賊兒子來搶劫啦，救命啊！」聲音之淒厲，弄得鄰居開門察看怎麼回事，尷尬又難堪的張先生只能狠狠逃離。

　　最後一次見到母親，是她生日前夕，求了姊姊很久，她才勉強同意。坐在床上的母親，用怨懟至

深的眼神狠狠的瞪著張先生，連他送的保暖安哥拉羊毛衣，拆都不拆的丟還給他，顫抖的食指，指著張先生夫妻，沙啞著嗓門吼著：「你跟你老婆，還敢來要錢？我的錢，一毛不會給你們！」張先生瞠目結舌紅了眼眶，腦裡迴盪著幼時牽著他手，帶他上學、陪他寫功課，常問他：「最近有沒有特別想吃的菜啊？媽媽做給你吃……」那個被老師稱讚、同學羨慕的優雅母親，真的隨著失智症的病程進展，而……消失了嗎？

「媽都病成這樣了，你們就好心點，別再來刺激她了。」姊姊冷冷的趕張先生夫妻出門。

一個月、兩個月、三個月過去了……

張先生得不到一點母親的消息，不安、恐懼，一直加深。手機、市話有來電顯示，以至於電話響再久，姊姊就是不接。張先生換電話打，姊姊一聽到他的聲音就直接掛掉，連話都不和他說一句。

　　現在聽到的，竟然是「除戶」這樣的晴天霹靂。

　　步出戶政事務所，張先生覺得自己的心魂被徹底劫持了。

　　「看來，只好透過法律途徑來解決了！」張太太建議滿懷焦慮的先生。

　　張先生到事務所諮詢律師時，其實是很六神五主：「我最想知道的，是如何才能看到我媽？從小我是她最疼愛的獨生子，我不信媽媽會恨我到這種地步，連走都不跟我說一聲。」

　　寄了語氣、措詞強硬的存證信函給姊姊，三天後，張先生終於在南部市郊山上的靈骨塔，見到了母親。說不出口的思念、自責、滿懷歉疚，他跪在母親骨灰罈前失聲痛哭；年少輕狂時的叛逆，媽媽一次又一次的包容，出社會後，忙到半夜深更回家，等門的母親，總有熱食安撫他一身的疲憊……知道媽媽得了失智症，若能更退讓、更有耐性的安

撫身不由己的母親，也許母子的緣分，不會連最後一程都來不及相送……

依著律師的建議，為了辦理遺產事宜，張先生帶著自己的戶籍謄本、母親的死亡證明書、除戶謄本等，到國稅局調取被繼承人的遺產歸戶清冊。他難以置信父母打拚一生所積攢的不動產等資產，這會兒清冊上，完全空白，名下竟是一無所有。

張先生滿腹疑惑，轉往地政事務所，想要申請調取土地、建物登記謄本，身分證才拿出來，立刻被以「非所有權人本人、恐有洩漏個資、違反個人資料保護法」為由拒絕。只能從土地、建物登記異動索引資料看出，原登記在母親名下的土地、房屋，已經轉手給其他人了。

「生前既已移轉，且處分屬於所有權人生前得自由行使之權利，依法就不屬於得繼承之遺產。」櫃檯辦事員告訴張先生。

　　「那出售所得的價款呢？怎麼也不在我媽的銀行帳戶內？」張先生決定請律師幫忙追真相，他不允許母親在生命的最後，被不知所以然的算計掉一生所攢的心血。兩本帳戶裡的存款餘額，一本乾乾淨淨的掛「0」，一本是不足百元的零頭。張先生能做的，只好與曾經手足情深過的姊姊對簿公堂。

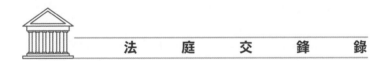

法　庭　交　鋒　錄

　「訴之聲明？」法官公事公辦，依照程序發問。
　　「請求塗銷土地、建物所有權移轉登記。」
　　「請求塗銷土地、建物所有權移轉登記的請求權基礎？」法官問。
　　「依據民法第 92 條，主張撤銷母親生前錯誤的意思表示，撤銷之後要回復原狀，移轉返還至母親

名下。」張先生依律師的話回答。

「有何證據證明母親受到詐欺？」

「再具狀。」

「母親在什麼時間、在什麼地方、受誰所詐騙？」

「被姊姊詐騙，但其他的我都不知道。」

「姊姊詐騙的手段或言詞？」

「我不在場，不可能知道。」

「不過，現在的登記名義人已經不是姊姊了，是另外的買受人，登記名義人也是詐欺的行為人嗎？」

「不知道。」

「登記名義人是善意、還是惡意的第三人？」法官再問。

「不清楚。」

「原告這樣，法院要如何審理？」

「我只知道，土地、房屋都是媽媽的，可是，怎麼會變成別人的？」

法官每個犀利的問題，都是與母親隔絕了好長一段時間，無法互相聞問的張先生無法回答的。母親來過夢裡幾次，他都只想緊緊抱她，他有好多的話想問，如鯁在喉，卻只能像兒時受了委屈，先鑽到媽媽懷裡哭一場再說，只是，哭到悠悠醒轉，只剩枕上濕了一大片淚痕，仍沒有答案。

「我只想知道真相，卻什麼蛛絲馬跡都沒有。」在律師面前，張先生無助落淚。

在律師協助以書狀提出聲請後，法院向地政事務所函調土地、建物移轉登記申請書、買賣契約書，上面的的確確是他所熟悉的母親的簽名，向戶政事務所函調來的印鑑證明申請書，申請人欄的名字也是母親本人親簽。但他不解，母親生前與父親胼手胝足，臨老又罹患失智症，怎麼會突然出售不

動產？售得的現金又怎麼會不翼而飛？而存摺裡的錢，如何不翼而飛的？

「我懷疑，是姊姊刻意禁錮、恐嚇了母親，破壞我們母子關係、甚至利用母親的失智症，不斷跟缺乏安全感又耳根軟的母親，捏造我的各種不是……這些證據，要從哪來呢？我又不會觀落陰，更何況靈媒說的，聽聽就罷，作不了法庭上的證據。」張先生不停搓著手問律師。

移轉登記買方的名字，對張先生而言，是非常陌生的第三人，不曾聽過、連見都不曾見過，拿什麼去證明跟姊姊有共謀嫌疑？張先生也知道現金最好挪移了，沒金流、沒餘額明細，根本無從查起。

追問姊姊，她冷冷回了一句：「不知道！」張先生仰天長嘆：「就算錢還藏在臺灣的某個地方、某個人的隱密保險箱裡，我能怎麼辦？」

第二次開庭。

「原告主張母親生前有受到姊姊詐欺，還有要提出什麼證據？或聲請調查證據嗎？」法官問。

「庭上，我母親生前罹患失智症，被我姊姊帶走，除了我姊姊以外，還有誰能詐騙我母親？」

「可是，你要提出具體的證據，法院才能進行調查。」

「聲請向健保署函詢母親生前所有的就醫明細，再請庭上依據健保就醫明細，分別函請各醫院檢送病歷，將病歷一併檢附囑託鑑定，鑑定項目是我母親在移轉、過戶土地及房屋的時間點，認知、判斷及處理能力？是否能夠辨識到贈與、處分、移轉及過戶等的法律效果？」

人還好端端活著時，要醫師鑑定失智症患者在某個特定時點的辨識能力，就已經是千難萬難，更何況，母親已經過世，僅能依靠書面病歷、檢查資料等鑑定，難度更如攀登珠穆朗瑪峰。

　　初次諮詢時，律師就跟張先生說過：「案件的追訴會有很高的困難度。」但他一心想討回公道，堅持起訴，卻是繳了裁判費後，換來更多的心碎。

　　到此為止吧！

　　他想從姊姊顛倒黑白是非的不孝指證，及始終在五里霧中盲目摸索的渾沌不清中脫身。掙扎再三，張先生撤回起訴，他想還自己一個回歸安靜的寧謐生活，偶爾，想想母親，那就好了。

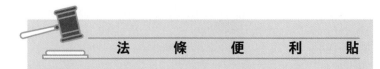

　　法　　條　　便　　利　　貼

・民法第 92 條

　　因被詐欺或被脅迫而為意思表示者，表意人得撤銷其意思表示。但詐欺係由第三人所為者，以相對人明知其事實或可得而知者為限，

始得撤銷之。

　被詐欺而為之意思表示，其撤銷不得以之對抗善意第三人。

．民法第 93 條

　前條之撤銷，應於發見詐欺或脅迫終止後，一年內為之。但自意思表示後，經過十年，不得撤銷。

　安徒生童話故事裡，有則「農夫與騙子」是這麼說的：

　農夫到了馬墟，買了一匹駿馬，正得意地牽著毛色閃閃發亮的駿馬走在路上打算回家，騙子出現了，他跟農夫說：「天啊！你被騙了！你怎麼花了大把銀子，買了匹驢子，這驢子還真醜陋啊！倒不如你把這驢送給我，免得辛苦趕路回家後，還要被你

那河東獅吼的太太嘲笑、怒罵。」

　　農夫一聽，簡直氣急敗壞，怎麼被沒良心的商人給騙了？就把手中的牽繩交給了騙子，騙子也就輕易得手了這匹價值不菲的駿馬。

　　農夫回到家後，把此事告訴太太，太太驚呼：「你這蠢蛋，你被騙了！」決定追究騙子的責任，並討回被詐欺的財物，也就是那匹馬。假使，農夫與太太要求歸還被詐騙的財物（馬），而馬還在騙子的手上，騙子是直接詐騙的壞蛋，農夫與太太可以完璧歸趙的將馬要回。

　　但倘若騙子一轉身，就回到市集，叫賣這匹馬，也用 100 克朗把馬賣給一位紅衣騎士，等農夫跟太太前來主張時，馬成為紅衣騎士的坐騎，而紅衣騎士是在公開的市場上，以金錢交易的買賣方式取得該匹馬，完全不知道騙子用了詐騙的手段才獲得這匹馬，紅衣騎士是「善意」的第三人，農夫跟

太太無法向他把馬討回。農夫跟太太，僅能向騙子
要求歸還出售馬匹的價金款項。

　　雖然，受詐欺的意思表示是可以撤銷的，例
如：詐騙失智症長者簽訂買賣契約，土地、建物的
所有權移轉登記過戶之後，可以撤銷失智症長者說
「要賣」的意思，使買賣無效，回復原狀，將土地、
建物移轉登記至長者名下。

　　但是，最困難的是，主張受詐欺的一方，是要
負舉證責任的。什麼時間、地點、手段、方式、話
術等，是要有證據可以佐證的。

　　還有一項很重要的是，撤銷不能對抗善意第三
人。假設騙子 A 來詐騙老奶奶，老奶奶先移轉財產
給 A，但 A 又立刻在房屋仲介市場出售給完全不知
情的 B，B 是善意第三人。縱使撤銷老奶奶與 A 之
間的買賣契約，老奶奶只能跟 A 要回現金，卻不能

跟 B 要回不動產的。

　　這對很多深信有土斯有財，一心想落葉歸根的長者來說，真的是非常殘酷的結果。

第二章

親友算計

告別式過後

　　程董生前最倚重的得力助手徐總，幫著突失至親，在驟變中不知所措的程董家屬，張羅繁瑣的出殯事宜。前一天還在南美洲出差洽談業務，今天已經克服時差，強打精神招呼前來致祭的商場好友們，悲傷逾恆的未亡人程董太太，內心自是無限感激涕零。

　　雖然只是一家資本額僅僅新台幣一千萬元的小型有限公司，但程董的業務能力強，創新設計的點子也多，創業二十餘年，倒也拚出好一番局面，公司業績蒸蒸日上，還在工業區設了自己的工廠，代工外，開發出不少外銷的自有品牌。

　　三年多前，素來愛家、好脾氣的程董，開始變得暴躁易怒，動不動會對向來疼愛的妻兒有言語暴力，孩子即使名列前茅，只要不是第一名，就會遭來一陣冷嘲熱諷，甚至大吼：「表現這麼爛，你才不是我親生的，是你媽在外面不知跟誰偷生的！」許多不堪入耳的言詞，讓太太傷透心，孩子們爭取住校來閃躲程董。

　　程董好強，堅持不承認自己有病，程太太不忍棄他於不顧，咬牙忍受「外遇」、「偷人」、「不忠」等空穴來風的污衊辱罵外，還有動手動腳的家暴。一段時間後，程太太發現寢具偶爾會濕濕的，問程董怎麼回事，他推說是夜裡口渴喝水，黑暗中不小心打翻了。但細察家裡沒有任何一個杯子，是被移動過；程太太心裡狐疑著，尤其濕的痕跡可看出被擦拭過，仍有淡淡的尿味。

　　直到有天，向來幹練的徐總，憂慮的打電話跟

程太太報告：「董事長最近一出門辦事，就不見人影，處理公事也沒之前俐落，開會開到一半，突然停下來問大家，忘了在討論什麼？中午交代今天傍晚要開會，時間到了我們卻找不到人，董事長車在停車場，人沒出去，大家四處找，終於在工業園區偏僻的資源回收區看見一臉茫然的程董，他說他怎麼也找不到路走回公司。」程太太下定決心，非押著程董就醫不可。

在診間。

「阿茲海默症？但他才五十歲出頭啊？醫師會不會是診斷錯誤了吧？」程太太完全不敢置信。

「失智症不是老年人的專利，65 歲以下發病的，稱為早發性失智症，一般失智症的進程是 8 到 10 年，早發性失智症惡化速度比較快，恐怕 4、5 年間，就會進展成重度的阿茲海默症。」醫師的聲音，聽在程太太耳裡，飄飄忽忽，彷彿一腳踩空，快被

無重力的黑洞吞噬。醫師邊開藥邊交代：「多讓他參與各項活動、多動腦，別過於封閉，那只會讓他加速退化。」

　　程董生病的消息在業界傳開後，一向忙碌慣了的程董開始閒得發慌，有時精神好些，找徐總到家裡來問公事，徐總一樣恭敬有禮報告，離開前不忘體貼關心；「您安心養病，跟在您身邊一起打拚二十年，公司暫時交給我，沒事的，我一定會經營處理得很好。」

　　但程太太心知肚明，程董跟他的公司也好、社交圈也好，離得越來越遠，不管是有人刻意放話阻隔，或程董也感到自己越來越力不從心……

　　告別式後，程太太著手辦除戶、繳納遺產稅、申辦繼承等繁瑣事項，看著還就讀高中就失怙的兩個兒子，再舉步維艱，程太太也得獨自承擔。程董發喪一個月後，程太太收到一封存證信函，竟然是

徐總，不，現在是公司的「徐董事長」所寄來的：

　　「敬啟者 台端之配偶程○○生前與本人共同設立○○有限公司，創業維艱，兩人信賴殊深，是以，程○○於兩年前，業將其名下之出資額合法轉讓予本人，本人現有出資額占公司資本額比例為80%，程○○所有而成為繼承標的之出資額則占公司資本額比例為20%，依據公司章程所定，每1000元有1表決權，從而，於執行業務董事程○○過世後，本人乃依公司法第108條第1項之規定，經股東表決權三分之二以上之同意，而選任本人為新任執行業務之董事長，並依法向主管機關辦理公司變更登記完竣，特此通知台端。」

　　「出資額轉讓80%？三分之二以上之表決權同意？新任董事長？」轟然一聲，天崩地裂，程董一生的經營心血，就這樣被偷天換日掉了？母子日後的生活費、兩個從小優秀孩子出國深造的教育費？

程太太剎那間懂了什麼叫欲哭無淚！拿著這封存證信函，無助的她坐在律師事務所內，仍舊恐慌得直打哆嗦。

「我們先協助妳辦理出資額的繼承、過戶，再以股東的身分抄錄公司登記資料。」看完存證信函，也聽完並知道這兩、三年來程董生病的始末，律師提出建議。程太太點頭如搗蒜，為母則強，她要為母子和先夫討回公道。

「股東同意書的簽名，是妳先生的字跡嗎？」律師問。

「應該是，雖然比起他沒生病前，簽名清爽俐落有勁的字跡，顯得有點拖泥帶水，但他習慣在最後一個字、最後一筆劃上揚、再打個勾，這點大概很難以模仿。」程太太儘管不想承認，卻又不得不誠實地說。

「出資額轉讓這件事，程董有跟妳商量？或至

少提起過嗎？」

「沒有，沒有，什麼都沒有，我們真的什麼都不知道，我先生以前就像這個家中遮風蔽雨的大樹，公司、家裡、錢，他從不讓我擔心。如果不是這場病，如果不是想都沒想過的早發性失智症，我們怎麼會失去這一切？」程太太悲憤交加。

「股東同意書最下方的日期，是程董已經就診，且由醫師評估診斷為阿茲海默症之後嗎？」

翻出診斷證明書、巴氏量表、申請外籍看護工等資料，程太太嘆著氣說：「這時間，大概是已經看診過一兩次，做過篩檢、測驗，被確診是早發性失智症了。」

「有做過監護或輔助宣告的聲請，並由家事法院囑託醫院進行鑑定嗎？」

程太太哽咽了：「沒有。」

律師忙把一盒面紙推向程太太，並連續抽出多

張遞給她；事務所的會議室裡，除了紙、筆、投影機，桌上總常備盒面紙，以防當事人忍不住心酸，淚濕桌面上的重要資料。

「我先生，很傳統的大男人，把家裡保護得很好，做人海派大氣，很愛面子，重視尊嚴，把自己打理得很好，生病之後，言行大變，對我們母子判若兩人，自己也變得畏縮、不想出門，但還是堅持要掛著董事的頭銜。」

「因為法院作了監護或輔助宣告，他就會因為公司法所定的消極資格，無法再繼續擔任董事，所以，你們從未聲請過監護或輔助宣告？」身為旁觀者，律師一步步清楚的幫程太太釐清。

「嗯！」程太太點點頭，眼淚終於還是成串的滑落，都說女人的眼淚是珍珠，但得是有人疼惜的時候，那人走了，珍珠也就隨之斷線了。

「根據公司法第 109 條及第 48 條的規定，有限

公司不執行業務之股東，都具有監察權利，也就是
得隨時向執行業務之股東質詢公司營業情形，查閱
財產文件、帳簿、表冊等，而且可以委託律師、會
計師進行，與其繳納裁判費提出一個恐難勝訴的案
件，不如先來查帳，看看能查出什麼樣的蛛絲馬
跡。」律師提出步步為營的部署。

　　為了保住先生一輩子的心血，為了兩個兒子未
來能克紹箕裘，程太太抹去淚痕，強打精神，必須
勇敢。想來在程董生病之後，公司的營運、業務、
會計等都是徐總一人包辦，當然也就不難一手遮天
了。

　　在會計師幫忙查帳下，徐總果然是精心算計，
把公司財產算進自己的口袋裡。幾年前，徐總先在
外頭成立了一家名字跟程董公司有點雷同、容易搞
混的新公司。當程董公司跟甲公司交易，原本應該
直接出貨給甲公司，也直接跟甲公司收款、開發

票，竟然變成是程董公司先出貨給徐總公司，徐總公司再出貨給甲公司。這多了一層「過水交易」，徐總公司就什麼都沒做就能進帳百萬元。

　　在會計師的協議程序報告中，清楚明載著，程董公司出售貨物給徐總公司，價款四千萬元，徐總公司再轉手賣給甲公司，金額暴漲兩倍為八千萬元，甲公司多支付的那四千萬元，輕輕鬆鬆成為徐總的囊中物。律師因此以會計師查帳後所提出的協議程序報告，提出徐總涉及背信、商業會計法等罪嫌的刑事告訴。

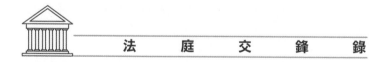

法　庭　交　鋒　錄

地檢署的偵查庭。

　　「徐○○，你是○○有限公司的總經理？」

檢察官問。

「是，那是以前，現在是董事長。」程總回答得理所當然，成為董事長是他的夢想，現在美夢成真，當然是無比意氣風發。

「你另外有成立○○公司？」

「對。」

「你是董事長？」

「是。」

「你這樣沒有違反競業禁止嗎？」

「報告檢察官，沒有。」

「為什麼你說沒有？」

「因為那是得到程董許可的，是程董要求我去設立的。」徐總臉不紅氣不喘回答。

怎麼沒有說謊比賽？徐總應該可以得冠軍吧？人不要臉，果然天下無敵。程董太太委任的律師在心裡想著。

「你的意思是說，新設的公司是程董的？」檢察官的語氣充滿質疑。

「嗯！」

「不過，新設公司跟其他公司，例如甲公司等，交易的差額，看起來，都是進了你的帳戶？而不是程董的帳戶？」

「不是、嗯、這、這個是……」徐總拚命想解釋，卻找不出言詞。

「程董從兩、三年前就生病了吧？生病之後，是誰在負責○○公司的業務？」

「我！也不全然是，程董的病不嚴重，他也會進辦公室，也都會處理。」

「不嚴重？是嗎？」檢察官的語氣顯得不相信。

「嗯！」

「但這診斷證明書看起來，程董的能力退化很多，還能處理公司的事情嗎？」

　　徐總語塞。

　　除了提出程董的診斷證明書、病歷等，律師還請求檢察官傳喚公司財務、會計等人為證；也聲請調取新設立的○○公司的登記資料、帳戶、發票及交易明細等。

　　診斷證明書、病歷及公司財務、會計等人的證詞，都證明程董早已有心無力，徐總才是實際處理○○公司業務的人。也就是說，徐總才是商業會計法上所謂的商業負責人；公司發票等憑證若有不實，商業負責人可是得負起刑責的。而且，利用過水交易讓自己口袋滿滿，等於讓原公司少賺了一半，更有背信之嫌。

　　公司負責人若遭背信判決有罪確定，便符合公司法所定不得擔任負責人或經理人的消極要件，形同與公司經營斷了路。不能繼續擔任○○公司的董事長，這對當初處心積慮取得公司出資額的程總來

說，可謂一大打擊。

偵查庭後。

深恐遭起訴判刑的徐總火速提出和解方案：公司增資，並將有限公司變更組織為股份有限公司，除程董遺留的 20% 由兩個兒子分別依比例繼承外，另給予程太太 10% 的股份，程太太擔任股份有限公司的一席董事，按月領取董事報酬，每年則可依據公司營收、股份比例分紅。程太太勉強同意接受和解方案，並向地檢署遞出同意不再追究及給予徐總緩起訴的書狀。

「十年生死兩茫茫，不思量，自難忘，千里孤墳，無處話淒涼。」午夜夢迴，程太太淚濕枕巾，心裡還是好痛好痛！如果早知道，生氣罵人、口不擇言、疑心病重、幻覺妄想，甚至出手家暴，是失智症的警訊，她會想盡辦法陪著程董走過……要不是程董一直把家護得安逸，讓她失了防人之心，會

更早預防降低所可能導致的公司被竊、經營權被偷天換日……相較於頭銜、面子，面對現實的「監護宣告」才是不該逃避的正事！

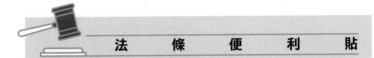

法　條　便　利　貼

- 公司法第 108 條第 1 項前段

　　有限公司應至少置董事一人執行業務並代表公司，最多置董事三人，應經股東表決權三分之二以上之同意，就有行為能力之股東中選任之。

- 民法第 15 條

　　受監護宣告之人，無行為能力。

　　打個比方，白鶴仙翁假扮成乞丐到人間一遊，
衣衫襤褸卻受到客棧老闆王小二的真誠款待，臨走
之際，乃在牆壁上繪製能飛善舞的白鶴數隻，栩栩
如生；一傳十、十傳百，王小二的客棧因此門庭若
市。幾年之後，白鶴仙翁前來引領牆上白鶴返回仙
谷，但王小二事後仍經常出現白鶴盤桓的幻覺，並
妄想仙翁再度駕臨，客棧生意重返興隆之境，顯然
就是出現了失智症的徵兆：幻覺、妄想及判斷力下
降。

　　若家屬提出聲請，法院囑託醫院鑑定，王小二
如經法院裁定為受監護宣告之人，依法就無法繼續
擔任客棧的負責人（董事）。

　　**無行為能力，係屬董事的消極要件，簡單說，
就是如果有這項因素（無行為能力）存在，就不能
擔任董事。**

　　依法不能續任董事，涉及面子與頭銜之爭，但若家屬遲不提出監護宣告之聲請，而使監護人得代行意思表示以求財產之周全保護，則恐有遭受財務剝奪、受重大損失之虞，兩者互相權衡，仍以監護宣告較能保障失智症者之權益。

　　尤其不論是有限公司有出資額之股東，或是股份有限公司有股權（股份）之股東，在判斷力、數字理解能力、抽象認知能力等，隨著失智症而逐漸受損、出現障礙，極有可能做出資額轉讓、股權處分及移轉等心智、精神狀況正常時不會從事的行為。輕則資產銳減，重則畢生心血拱手讓人付之東流。

　　家屬適時向家事法院聲請監護宣告，雖未必是符合本人意願的上上之策，至少是降低詐騙風險的良方之一。就如程董出現詞不達意、搞不清年月、在公司周圍迷路等狀況後沒多久，程董便在○○有

限公司股東同意書上簽名、蓋章，而同意將自己名下 **60%** 的出資額轉讓由徐總承受，且辦理出資額轉讓、公司章程變更登記等事項完畢。

受監護宣告之人是不具備行為能力的，若僅罹患失智症但未受監護宣告，仍有意思能力、行為能力，除非有辦法舉出證據來證明做決定時是無意識或精神錯亂，才能主張法律行為無效，或者是受到對方的詐騙而做出錯誤的意思表示，方得撤銷錯誤的意思表示而請求回復原狀。

失智症的退化是江河日下的進程，但某一時點究竟是停滯在何處，在股東同意書上簽名當時的認知狀況，是無從再現回復的過去。尤其程董已過世，無從再為檢查及鑑定，僅憑藉生前就醫的病歷記錄、評估量表、測驗結果及腦部檢查的內容，無法重現當時的心智、精神狀況，勝訴的機率恐怕微乎其微。

五月節的粽子

「阿嬤，算錯錢了啦！這條巧克力 10 元，我剛剛是給妳 50 元，不是 100 元，妳應該找給我 40 元就好，不是 90 元啦！」

「我的是牛奶餅乾，1 包 5 元，阿嬤，妳也算錯了啦！」

「對啊！一瓶養樂多 10 元，我們 3 個同學是各買 1 瓶，總共 3 瓶 30 元，阿嬤，妳算好久喔！」

國小的孩子們，放學回家路上，喜歡到阿莉嬤的柑仔店小確幸一下，一群孩子七嘴八舌，有的說找錯錢，有的喊算錯帳，有的嫌算得慢，阿莉嬤手忙腳亂，更急就更慌，更慌就更錯。

　　終於，小朋友呼朋引伴嘻嘻哈哈的離開柑仔店，小店突然從喧囂變得安靜，阿莉嬤才如釋重負的鬆了一口氣，柑仔店的小生意，從六十多年前嫁過來，就得幫忙打理顧店，補貨算帳，連精明的公婆都很難抓出她錯處來，這些年，阿莉嬤顧店算帳，卻越來越力不從心了。

　　老伴阿松走了幾年，頭一兩年，阿莉嬤還會思念著阿松的深情繾綣，這些年，不知是明白了悲傷無濟於事，還是時間之河緩緩帶走哀慟，漸漸地，那個柔情無限的阿松身影，慢慢也模糊了。

　　出嫁前，阿莉嬤不免恐慌猶豫，不知媒妁之言介紹來的水電工，是否會滿身菸味、酒味、檳榔味？婚後阿松勤奮打拚、雖是「做工人」，總也算乾淨整潔，沒有不良嗜好，他款款情深的愛，讓婚姻成為滋養幸福的沃土，這樁婚姻若要說有缺憾，大概就是兒女緣無，膝下始終空虛，老伴離世後，阿

莉嬤就一人孤老。

　　阿莉嬤好喜歡這群吱吱喳喳，爭著叫「阿嬤」的孩子。

　　公婆當時選在小學後門附近買下這間店面，三分之一做阿松的水電材料行，另外三分之二則隔成間小小的柑仔店。光陰似箭，連小鎮上的便利商店也如雨後春筍一家家的開，喜歡孩子的她，儘管營業額平平，但是孩子們一聲聲搶著叫「阿嬤」的童言童語，成了她每天最眷戀的時間。

　　柑仔店沒賺什麼錢，生活簡單的阿莉嬤也花不到什麼錢，小學有念到畢業的阿松，個性木訥踏實，生前常說：「有錢就放銀行，做定存才安全，總比貪人利息被騙光光好。」於是，定存一直是他們夫妻的理財方式，沒什麼企圖心的安分，倒也能安穩度日，有筆聚沙成塔的積蓄。

　　「阿姨，妳最近好不好？我媽媽包了鹼粽和肉

粽，要我拿過去給妳。」單身的外甥女小玫，從小就跟阿莉孃感情很好，年節有好吃的，總不忘專程送來跟她分享。

「免啦，一趟路那麼遠，妳騎歐兜麥，要一個多鐘頭過來，免啦！啊沒代沒誌那咧綁粽？」儘管嘴上推拒著，阿莉孃心頭淌過一股暖流，老來，還好有個噓寒問暖的外甥女，阿莉孃也把她當親生女兒看待。

「有粽香，才有端午的氣氛啊！」小玫開心地說著。

電話這頭，阿莉孃愣了一下：「綁粽？五月節到啊？」她最近分辨時間有點困難，若不是學校的鐘聲，及孩子們放學在校門口一哄而散，成群結伴來柑仔店，然後孩子們分頭散去後，阿莉孃就開始關店打烊。時間對她越來越沒什麼觀念，有時自己一個人坐在幽暗的廚房吃飯，還常想不起眼前這頓，

究竟是午餐還是晚餐。

「那我明天下班之後，去找妳喔！」

阿莉孃還沒想明白，小玫電話那頭就掛掉了。

第二天，街邊路燈一盞盞亮起來了，小玫騎著機車從市區過來。一踏進店裡，水煮的南部粽特有的糯米香氣讓阿莉孃笑得好開心。

阿莉孃忙著收粽子，邊招呼小玫到廚房：「阿姨有準備妳愛呷的炒米粉和菜頭丸仔湯。」

整理飯桌時，幾封拆都沒拆的信封套，從舊報紙堆中掉出來。小玫彎腰撿起一看：「咦？阿姨，是保險公司寄過來的？妳買保險喔？怎麼沒聽妳說過？妳怎麼都沒打開看一下？」

「那是什麼？」阿莉孃一頭霧水：「妳趕緊幫我看一下。」

「保單價值餘額剩 470 幾萬？投資金額是 600 萬？還買兩張？阿姨，妳是什麼時候買的保險？」

小玫一唸真嚇到了，姨丈過世前，千交代萬交代，向來唯姨丈話是聽的阿姨，怎麼會去買她根本搞不清楚的保險？

「什麼保險？」阿莉孃一臉茫然。

在小玫和媽媽陪同下，阿莉孃還是搞不清狀況的到了律師事務所。

「阿孃，妳有看過這些對帳單嗎？」律師問。

「沒有啊，這是什麼？」

「妳有買過保險嗎？」

「沒啊，阿松有交代，有錢要寄銀行，我哪會去買什麼保險？」

「阿莉，妳仔細想一想，記不記得，妳有沒有在一堆文字密密麻麻的單子上，簽過妳的名字？」小玫媽媽很著急地追問。

「沒呀！」

「記不記得有沒有人，指著文件，跟妳說，這

邊、那邊，鉛筆圈起來或打勾的地方要簽名？」想
知道真相的律師，換種方式問。

「有？又好像沒有？」阿莉孃歪著頭困惑。

「阿孃的教育程度是？」

「我阿姨喔，對數字很精明，對文字，跟進出
貨有關的字，她才會看不懂的主動去問人啦。」

阿莉孃很不好意思的咧嘴一笑。

「阿莉孃最近有什麼特別異常的狀況？比方身
體健康方面？否則怎麼會突然改變習慣的定存呢？」
律師也感到疑惑。

「阿姨最近記憶力減退，她自己都說記性越來
越壞，前幾天我要拿粽子去給她，阿姨居然問我，
沒事我媽幹嘛包那麼多粽子？」小玫一想也覺得異
常：「逢年過節老一輩都要拜拜，阿姨怎麼會忘
呢？」

在阿莉孃家，翻箱倒櫃不放過任何一個抽屜，

遍尋不著任何一張保險單的蹤跡，只好拿著對帳單、阿莉孃的身分證、委託書，在律師陪同下，到保險公司詢問這兩筆保單投保的始末及合約條款內容。

　　在律師出面下，從銀行帳戶的交易明細、保險契約簽訂、匯款等資料互相比對、查核，發現與現代 3C 科技的距離遙不可及，連智慧型手機都不會用，且一向習慣定存理財的阿莉孃，怎麼可能竟然在一年多前，申請網路銀行的帳號、密碼？然後逐筆解除 A 銀行的定存後，再透過 A 銀行的網路銀行系統將存款全數匯至 B 銀行，隨即藉由 B 銀行的網路匯款兩筆的保險費予 C 保險公司，還是一次臺繳兩筆類全委保險的保險費。

　　「對於已經不具備工作能力，每月並無固定收入的老人家而言，類全委保單的風險，遠超過她負載投資風險的能力。雖然網路銀行的申請書、保險契約的要保人等都是妳阿姨本人簽名，但她應該不

知道為什麼要在這些文件上簽名；我們先到醫院，就妳阿姨的健康狀況做個檢查吧！」

醫院報告出來，阿莉孃的臨床失智評估量表（CDR）為「1」，顯示「中度記憶力減退」，對具有時間關聯性的事務在判斷有中度困難；而且有定向力的障礙，外出恐有迷路之虞，在處理問題、分析類似性及差異性時，已經產生中度困難。

很顯然的，阿莉孃完全搞不清楚保險種類、連結投資標的內容，及「類全委保單」的風險，卻不知怎麼就簽了名。

「她應該只聽到每個月可以領回三、四萬元的關鍵字，卻沒搞清楚若投資失利，領回的根本是自己的本金吧？」律師說。

小玫媽媽一聽，實在滿懷憂慮。

再追查下去，更糟糕的是，每個月保單撥付配息，實際上是進到了阿莉孃已過世先生，阿松親姪

子的帳戶裡，阿莉孀根本一毛也沒拿過。

　　「提出民事訴訟，要先繳納一筆裁判費，與其打官司曠日費時，不如向金融消費評議中心申請評議，不過，依據法律所規定之程序，評議之前，必須先向金融業者，也就是銀行及保險公司先提出申訴，金融機構若願意退讓或好好處理，可以各退一步達成和解，但若堅持申訴沒有理由或拖延不予以處理，下一步就可以考慮，是否向金融消費評議中心申請評議。」律師提出建議。

　　「好，就先向金融機構進行申訴吧！」小玫的媽媽氣不過年老的姊姊，竟然被這般欺負得莫名其妙！「這筆錢若要不回來，怎麼對得起阿松？他臨終前，還努力在我手心，寫下拜託照顧四個字。」小玫的媽媽氣惱到咬牙切齒。

　　「也請記得盡速幫妳阿姨提出輔助宣告的聲請，她獨居，在一樓的柑仔店是門戶洞開，人來人往，

未來可能面臨的各式詐騙，是防不勝防的。」律師
說出她的擔憂，一邊為阿莉孋分別向銀行及保險公
司發了函，提出申訴。

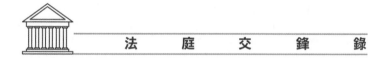

法　庭　交　鋒　錄

「**根**據洗錢防制法第 3 條之規定，金融機構在與
客戶建立業務關係時，或是電子支付機構，
接受客戶申請註冊時，均應確認客戶身分，也就是
認 識 你 的 客 戶，盡 職 審 查 KYC (Know Your
Customer 了解你的客人) 的查核。再由金融機構評
估客戶風險屬性，進一步決定客戶可以投資商品的
範圍。」

「○○莉年近八旬，教育程度不高，又非公司
的經營者，僅守著一間小小的柑仔店，既不會使用

電腦，連智慧型手機都沒有，怎麼可能會申請網路銀行的帳戶、使用密碼登入？又豈有可能在登入網銀後進行匯款？如何能夠理解如此複雜、風險度高的變額年金壽險？如何清楚明白連結的投資標的內容？」申訴之後，在金融機構所召開的調解會議中，律師為阿莉嬤的權利提出主張。

「但是，○○莉本人有到場，有簽名。」金融機構的代表堅持。

「你的意思是說，只要客戶有簽名，就免去你們各項的審查、評估責任嘍？」

「不是，但有簽名就是本人的意思。」

「所以，一個 80 歲的老人家有簽名，你們就認定她會操作網路銀行？」

「也不是這樣，但有簽名，表示她要申請。」

「難道她有簽名，就都不用再做其他的審查？例如：年紀、工作能力、薪資收入及用以理財的金

錢來源？那防洗錢做假的喔」律師一直很想溫良恭儉讓，但面對強詞奪理，實在很難壓低音量。

「也不是，都有做洗錢評估……」

「那你們的意思是說，洗錢的盡職審查、風險評估就敷衍做？」

「當然不是，這、客戶有簽名啊！」

「原本習慣用定存理財的客戶，只要有簽名，就不用依據過往的投資習慣再做審查嗎？」

「不是，當然不是，投資習慣的突然改變，也是要再重新評估風險的。」

「根據各金融機構的客戶風險屬性評估表，必須填寫教育程度、職業、職務、收入、單筆交易種類及頻率、投資目的與需求、金融商品的投資經驗、預期何時會有大筆支出、投資款項的來源等，以○○莉的條件，頂多只能投資風險收益等級極低風險的商品，顯然你們對客戶盡職審查及風險評估

做得不確實。」律師說。

「客戶風險屬性評估表的內容，是○○莉親自勾選、填寫的。」金融機構的代表雖然還是不退讓，但音量顯然低了一些。

「並不是如你所述，看這麼潦草的字跡，還勾選與事實不符的選項就知道，這根本是陪同○○莉到金融機構的姪子寫的。」

「這點可能是我們略有疏失。」

「從你們允許第三人代填風險評估表格，就更凸顯貴公司基於洗錢防制法所規定之盡職審查及風險評估，做得一點也不確實。」

「這……」

「洗錢防制沒有落實，金管會銀行局或檢查局可都是能裁罰的。」

「嗯、這……」

「還是 APG 亞太防制洗錢組織評鑑結束了，你

們覺得可以不用落實了？」

「沒有，沒有。」

律師幫阿莉嬤提出申訴之後，保險公司同意保險契約自始無效，回復原狀，將兩張保險契約所躉繳的保險費 1200 萬元扣除一年（12 個月 /12 次）的撥付配息後，無息退還給阿莉嬤。

雖然，匯入阿松姪子帳戶內的錢，早已經被阿松姪子花光，肯定絕對是要不回來了，但比起龐大的總躉繳金額，損失仍是小一點。

終於，阿松的血汗錢，留給阿莉嬤的愛，保住了！

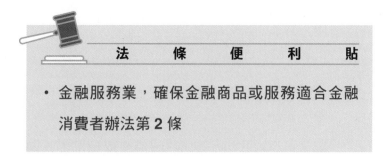

法　條　便　利　貼

・金融服務業，確保金融商品或服務適合金融消費者辦法第 2 條

　　金融服務業與金融消費者，訂立提供金融商品或服務之契約前，應依本辦法規定充分瞭解金融消費者之相關資料及依不同金融商品或服務之特性，建立差異化事前審查機制，以確保該商品或服務對金融消費者之適合度；本辦法未規定者，應按業務類別，分別適用各該業務法令及自律規範之規定。

- 金融服務業，確保金融商品或服務適合金融消費者辦法第 8 條

　　保險業在提供金融消費者訂立保險契約或相關服務前，應充分瞭解金融消費者，其內容至少應包括下列事項：

　　一、金融消費者基本資料：

　　（一）要保人及被保險人之基本資料。

　　（二）要保人與被保險人及被保險人與受益

人之關係。

（三）其他主管機關規定之基本資料。

二、接受金融消費者原則：應訂定金融消費者投保之條件。

三、瞭解金融消費者審查原則：應瞭解金融消費者之投保目的及需求程度，並進行相關核保程序。前項第一款所定基本資料，至少應包括姓名、性別、出生年月日、身分證字號及聯絡方式；金融消費者為法人時，為法人之名稱、代表人、地址、聯絡電話等。

　　除了上開條文，根據洗錢防制法、金融機構防制洗錢辦法等之規定，金融機構（包括：銀行、保險、投信、證券等）在與客戶建立業務關係時，或是辦理一定金額以上之臨時性交易、發現疑似洗錢

或資助恐怖交易時，對於過去所取得客戶身分資料之真實性，或妥適性，有所懷疑時，都應該要以可靠、獨立來源之文件、資料或資訊，辨識及驗證客戶身分，並保存該身分證明文件影本或予以記錄。若是由代理人辦理者，應確實查證代理之事實，並以可靠、獨立來源之文件、資料或資訊，辨識及驗證代理人身分，並保存該身分證明文件影本或予以記錄。

若有不肖人士，覬覦失智症患者的財產，且意圖透過顯不適合之交易模式而詐得資產，犯罪所得即屬黑錢，基於防制洗錢、可疑交易辨識，金融機構應妥為盡職審查及認識客戶（KYC）之查核。

家屬亦可以書面發函通知金融機構，告知本客戶已罹患失智症，未來恐有財務判斷能力降低致受詐騙之虞，藉此變更客戶風險屬性評估表。

富在偏鄉有遠親

「阿源你返來囉！」車才停妥，住對面的尪叔就親切地大聲招呼。

跟尪叔問過好，正要轉身，尪叔倏地靠了上來，在耳邊刻意壓低音量：「汝阿母最近怪怪的，你要多注意。」阿源苦笑著點點頭，迅速閃入家中。

工作忙，常出差，他大概一個月才能回老家探望母親一次，最近幾次回家，母親總嚷嚷著記憶不好，忘東忘西，中午忘記早上的事，晚上忘記下午的事，老是在找東西，忘記是否吃過飯，忘記時間年月日，偶爾還會在家附近，忘記自己到底是要出門還是正返家。他只當母親年紀大了，腦力退化

了，人生如白雲蒼狗，也許母親這朵雲現在幻化的速度稍微減緩了。

「阿源啊！你幫我買一台那個，那個，會吹、會轉、有風的那個……」

「電風扇嗎？」內心凜然一驚，母親雖然不是口才便給，卻也不至於結巴，更不可能連這種最尋常的日常家用品的名稱都難以想起，而且，他剛剛才在隔壁房間看到母親說找不著的那把電風扇。

客廳電視櫃的大小四個抽屜打開，滿滿都是各種藥品及保健食品，缺乏完整的包裝、沒有清楚的成分標示、保存期限、衛生主管機關核可字號，更不用說明確的廠商來源資訊，瓶瓶罐罐看來都是來路不明，治療目的語焉不詳……這一抽屜花費少說五位數以上跑不掉。

「媽，這些都妳買的喔？」

「無啊！」母親簡短的否認。

　　阿源在廚房角落找到兩個有點破舊的紙箱，每箱裡大約還有十幾罐透明壓克力瓶裝的藥品，黑漆漆的藥丸，專哄老人家的仙丹妙藥，上面分別貼著紅條子，簡單寫著幾個大字：保肝明目、固筋骨勇健、專治失眠、顧腰骨痠痛……和三言兩語的服用方式，連仿單（使用說明書）都省了。阿源邊看邊搖頭苦笑，哪有這麼神效好用的仙丹妙藥？這堆莫名其妙的藥也好、保健食品也罷，應該花了母親不少錢吧？

　　臨走前，阿源做了徹底大掃除，和母親在爭執拉扯間，清運了好幾箱發臭垃圾，母親不是愛乾淨到有點潔癖嗎？什麼時候開始會把外面的垃圾廢棄物，撿回家如獲至寶般收藏？阿源心底的不安揮之不去。

　　兩個月後有天晚上，阿源趕客戶的行銷企畫案，趕到已經幾天沒好好睡個覺，更別提要正常吃

三餐。

「阿源，汝阿母跋倒了，緊回來！」

丟下工作，阿源連夜趕回去。

從醫院接回扭傷、擦傷不輕的母親，同村一屋子聞訊趕來探視的親戚們，七嘴八舌議論紛紛，客廳裡人聲吵雜。

安頓好母親歇下，回到廳堂，阿源還來不及喝口水，便有人爭相說話：

「奇怪，嬸仔住這一世人，最近怎麼會常常在找不到路轉來？好佳哉厝邊大家攏熟識，總有人帶她回家。」

「是啊，上禮拜，燉湯燉到連鍋子都燒焦了，還好阿鵲姆聞到臭焦味，趕快衝過來看，多危險啊，結果汝母仔傻傻站在埕仔發呆，不知在想啥？」樹伯仔拍著胸口餘悸猶存。

「我看喔，阿源！」匾叔語重心長交代：「要帶

恁阿母去大醫院做個徹底檢查。」

　　送走一屋子親戚，阿源累到睡不著，索性起來打掃房子，冰箱裡、廚櫃裡，清掉好多過期腐敗的食物，茶几下兩袋藥壓著一疊皺巴巴的單子、旁邊竟然塞了條發臭的抹布⋯⋯

　　「皺巴巴的這幾張紙，又是寫了什麼？」一細看，阿源驚嚇到合不攏嘴：「遺囑？我顧○○過世之後，同意將銀行帳戶內的現金新台幣五百萬元贈與給汪○○，並將名下坐落○○之不動產（含土地、建物）贈與給汪○○之子○○○⋯⋯」

　　隔天，阿源二話不說帶著母親北上就醫。

　　在老人科，第一階段病人的失智症測試：

　　「今天是幾月幾號？」母親答錯了。

　　畫鐘測試，母親顯然無法理解鐘面的意義。

　　近期記憶的重大事件詢問，母親完全語塞；至於短期記憶力測試，則因母親難以專心，根本沒聽

進耳裡、用腦思考⋯⋯

　　一踏進好友推介的律師事務所。

　　「律師，我要提自訴。」阿源開門見山，拿出那幾張遺囑。

　　「你要告誰？」

　　「汪○○，偽造文書。他算是我母親娘家遠房親戚，一個表舅還是堂舅之類的兒子，從小除了嘴甜，一直不學無術，沒想到竟然不安好心，打起我媽、我們家房子的主意，偽造我媽的遺囑！」

　　「不跟檢察官提告訴？要直接向法院提自訴喔？」律師疑惑的問。

　　「對，自訴。這汪○○欺人太甚，我不想吞忍。」

　　「欺人太甚？你們過節很大？」

　　「之前，汪○○走我們家很勤，以為是關心我媽老人家，結果是黃鼠狼給雞拜年，根本沒安好心眼。」阿源氣得咬牙切齒，怎麼也想不到有這樣的

親戚。

「你跟你媽媽之間的感情如何？」律師問得也太單刀直入了。

「很好，算不錯。」面對律師的犀利眼神，阿源摸摸頭，掩不住尷尬：「好啦、好啦，我以前沒有很乖、很叛逆啦！我媽常被氣到發抖，罵說沒被我活活氣死，算她家祖宗有積德無數……不過，我爸過世前，我有跪著發誓答應他：要好好工作、好好生活，不再匪類；照顧我媽幫她養老，我就沒有再忤逆她了。這幾年，我在外地工作，也都有盡量找時間回家看她，盡量忍她越老越不可理喻，不跟她吵。」

「你媽相信你浪子回頭？」

「天地良心，就算沒脫胎換骨，我也跟蛇一樣，為她褪了一層皮，說實在的，我跟我爸算死忠兼換帖，我們父子感情很好、很好；所以我一定會遵守

對我爸發的誓。」

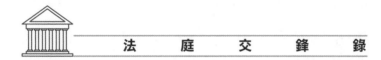

法　庭　交　鋒　錄

「被告對於自訴之犯罪事實，有何意見？是承認？還是否認？」刑事庭法官，神色總是不怒自威。

「我否認犯罪。」汪○○神色自若。

「被告的答辯意旨？」法官繼續問。

「是顧○○自己同意寫遺囑、贈與給我及我兒子，代筆遺囑是我找兩位朋友，一起在阿姨家完成的，沒有偽造。」

「對於自訴狀所提出的證據之證據能力，你有何意見？」法官問。

「不爭執證據能力，但爭執證明力，這些都不

能證明被告有偽造遺囑。」被告的辯護人協助說明。

「兩造聲請調查之證據？」法官問。

依據刑事訴訟法的規定，自訴一定要委任律師擔任自訴代理人，自訴才算合法，因此，在自訴代理人及被告辯護人等兩位律師分別陳述並聲請調查證據後，法官諭知退庭。

案件進入審理，證人也就是代筆遺囑上的兩位見證人李○○、林○○被傳到庭作證，因為恐有串證之虞，法院予以隔離，再進行交互詰問。

「遺囑最後，見證人李○○是誰簽名的？」被告的辯護人問。

「我本人。」證人李○○從容不迫地回答。

「何時簽名？」

「○年○月○日上午 9 時 30 分。」

「在何處？」

「簽遺囑的顧○○家中。」

「誰找你去的？」

「我的好朋友汪○○，但我知道，是顧○○拜託汪○○，自願要簽遺囑的。」

主詰問在一連串問題後結束，證人李○○堅稱，是他親自到阿源母親的家中，見證完成遺囑的過程。

證人說得言之鑿鑿，似乎阿源媽媽寧可信外人，也不信自己兒子一般。

擔任自訴代理人的律師，開始進行反詰問。

「被告是在前一天晚上撥打你的手機，與你聯繫要求作為遺囑見證人，是嗎？」

「是。」證人李○○肯定回答。

「你的手機號碼是 0928-2×8-×××，是嗎？」

「是。」

「做遺囑見證人的那天，即○年○月○日上午，你是隨身帶著那支手機，是嗎？」

「是。」

「手機沒有借給別人使用吧？」

「沒有。」

「你是在○年○月○日上午 9 時 30 分，在遺囑的見證人欄簽名，是嗎？」

「是。」

「作遺囑見證的當天，即○年○月○日，你是開車到顧○○住處，是嗎？」

「是。」

「你當天沒有任何超速的違規吧？」

「當然沒有。我很遵守交通規則的。」

在交互詰問的過程中，律師若要提示書面資料供證人辨識，並進一步詰問證人，必須先向合議庭的審判長提出請求，經審判長許可後，才由審判長將卷宗裡的書面資料拿給法庭上的庭務員（或通譯），由庭務員（或通譯）將書面資料提示給證人看。

　　阿源委任的律師向審判長提出請求。

　　「請求提示證人李○○該支門號 0928-2×8-×××手機於○年○月○日的雙向通聯紀錄。」

　　審判長准予提示，並交給證人閱覽。

　　「○年○月○日早上 9 點，你有撥打 0928-2×8-×××號電話，是嗎？」

　　「是。」證人檢視過通聯紀錄後肯定回答。

　　「0920-5X5-×××號電話是你太太的電話，是嗎？」

　　「是。」

　　「審判長，請求提示證人李○○該支 0928-2X8-×××手機於○年○月○日的雙向通聯紀錄的基地台位置。」

　　審判長准予提示。

　　「打電話的時間點，也就是 9 點，你人是在××地區，是否如此？」

「是。」李○○再度檢視通聯紀錄。

「××地區與顧○○家相距超過 100 公里，掛完電話後，你是以每小時 200 公里的時速，飆車開往顧○○家，是否如此？」

「欸，欸……我可能記錯了……」李○○慌亂搓著雙手。

證人李○○作證完畢，法警點喚另一位證人林○○入庭。

被告汪○○的辯護人並不死心，仍讓林○○說出當天確實有到顧○○家中見證遺囑等說詞。

輪到阿源律師進行反詰問。

「你在○○工廠工作，是嗎？」

「是。」

「你們工廠為了獎勵全勤，設有全勤獎金，是嗎？」

「是的。」

「你是優良員工，幾乎每年都領到全勤獎金，對吧？」

「對。」

「所以，你的工作紀錄一定向來都是全勤，對嗎？」阿源律師問。

「是，我幾乎從不請假，一整年都不請假的。」證人林○○點頭對於自己良好的工作態度很有自信。

阿源律師向審判長提出請求。

「請求提示行政院人事行政局的行事曆。」

審判長准予提示。

「作遺囑見證當天，是○年○月○日，對嗎？」

「是的。」

「而依據人事行政局的行事曆，當天是星期三，是嗎？」

「嗯，是這樣沒錯。」

「星期三，那是你們公司的上班日，是否如

此？」

「是。」林○○低頭又抬頭，眼神飄忽不定。

律師再度向審判長提出請求。

「請求提示鈞院所函調之證人打卡紀錄單。」

審判長依據聲請而提出給證人閱覽。

「這是你○年○月○日的打卡出勤記錄，當天你是 8:30 上班，直到 17:30 下班，是嗎？」

「欸、嗯、欸、我⋯⋯」

「證人林○○，你真的有去見證遺囑嗎？說謊是要負偽證罪刑責的。」審判長質疑。

兩位見證人坦承，並沒有親自到場，不認識也從沒見過阿源的母親顧○○，的確是汪○○商請他們在遺囑的見證人欄簽名。而李○○和林○○，因為偽證罪，讓自己吃上了七年以下有期徒刑，還可能無法緩刑的刑責。

偽造的遺囑，成為廢紙一張，汪○○用盡心機

工於算計，仍舊百密一疏，讓自己吃上官司，不但錢沒到手，還被判處了一年六個月的有期徒刑，且無法易科罰金而必須鋃鐺入獄。

　　這件事，要不是遵守對老爸的誓言承諾，阿源認真修補與母親之間的關係，才能及時識破奪產的詭計，否則等母親百年之後，阿源流著冷汗說：「家產白白莫名其妙拱手讓人，我死後拿什麼臉去見老爸？」

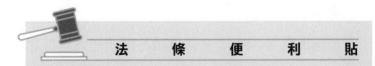

法　條　便　利　貼

• 民法第 1194 條

　　代筆遺囑，由遺囑人指定三人以上之見證人，由遺囑人口述遺囑意旨，使見證人中之一人筆記、宣讀、講解，經遺囑人認可後，記明

年、月、日及代筆人之姓名，由見證人全體及
遺囑人同行簽名，遺囑人不能簽名者，應按指
印代之。

法務部 104 年法律字第 10403509100 號（104
年 7 月 24 日）：

民法第 1194 條規定：「代筆遺囑，由遺囑人指
定三人以上之見證人，由遺囑人口述遺囑意旨，使
見證人中之一人筆記、宣讀……。」

所稱使見證人中之一人筆記，因法律並未規定
其筆記之方式，且代筆遺囑方式之制定，重在透過
代筆見證人將遺囑人之遺囑意旨，以文字予以表
明，故由代筆見證人親自以筆書寫固屬之，其由代
筆見證人起稿而後送打字者，亦應認已符筆記之法
定方式，以符合社會現況。

　　故民法第 1194 條代筆遺囑規定，所稱使見證人中之一人筆記，可用電腦製作，以因應資訊化社會需求，業經本部 101 年 12 月 21 日法律字第 10103109870 號函復貴部在案。

　　另，自民法第 1191 條第 1 項及第 1194 條規定，可知「公證遺囑之方式」與「代筆遺囑大同小異」，均是透過他人（公證人或代筆見證人），筆記遺囑人口述之遺囑意旨。從而，民法第 1191 條第 1 項所稱由公證人筆記一節，自可採與上開代筆遺囑相同之解釋，亦即，所稱「筆記」可以電腦打字方式或自動化機器製作。

　　依據上開法條及法務部之函示說明，代筆遺囑的要件僅需要有「三人以上之見證人，見證人之一人筆記」，對於人的資格並無任何限制，且「不限定為親自手寫，使用電腦打字亦可」。

　　通篇遺囑若以電腦打字作成，僅剩遺囑人本人、見證人兩人及見證人兼代筆人共四個簽名（12個中文字）可供字跡鑑定、比對，就偽造簽名、偽造文書之舉證而言，實非易事。

　　公證遺囑尚須透過公證人為之，代筆遺囑則無此身分要求。代筆遺囑因而容易成為有心人士利用之不法手段。尤其遺囑作成之後，通常由遺囑執行人、見證人、及代筆人等收執，遺囑人本人未必能妥善收存，往往是在過世之後，因遺囑而受遺贈之人出面有所主張時，法定繼承人才大驚失色，知悉有此可能侵害繼承權之情形存在。

　　有輕微認知障礙或罹患失智症的長者，被騙而曾經作過遺囑，也因為短期記憶功能障礙而渾然忘記此事，更不可能告知家人，或再與家人商量。唯有更多的關懷、陪伴，方能避免被不肖人士見縫插針，造成憾事。

第三章

詐騙分工

無良看護日薪六千

妻子過世後，李伯伯開始了鰥居的孤單生活。女兒跟著外籍女婿在海外打拚，一年難得返家一次；兒子跟媳婦工作、住家都在外縣市，也不是不孝，但總覺得格格不入，住在一起，恐怕難免有更多的口角摩擦，不言不語是委屈了自己，真要開口，又難免掀家門不和。

兒子想想也對，費心找來一位日間看護阿姨，白天來、傍晚走，家裡倒也整理得乾淨舒適，三餐、水果總是不愁。

「要回去啦？我今天該付妳多少錢？」

「兩千元，李伯伯。」

　　「好。」他從皮夾裡掏出兩張千元大鈔，交給了日間看護阿姨。

　　早餐是三明治跟豆漿，午餐有青菜、魚湯，尤其滷得油亮亮的五花肉，入口即化，最得李伯伯歡心。年紀越大牙齒咀嚼功能退化，無法再品嚐些帶嚼勁的美食，李伯伯想起手藝精湛的老伴，總會準備些合宜適齡的佳餚，自責起以前怎麼人在福中不知福，還會挑剔桌上飲食不合胃口。

　　「這滷肉真好吃，油花均勻，滷得透味，軟嫩得很。啊！對了，我還沒付妳錢吧？多少？」

　　忙著收拾殘羹、擦抹桌子的看護阿姨，停下手中的抹布說：「兩千。」最近，她發現李伯伯咀嚼功能退化許多，拿筷子的手也逐漸不靈光，何止吃燒餅掉芝麻，很多習慣動作，逐漸返老還童，入嘴的食物總不斷「沿路」掉在桌面、地上，弄得四處髒兮兮，得又擦又抹找麻煩。衣服總沾到食物殘羹、

油漬，頭髮因不肯洗、太久沒洗，泛出黏膩油光，跟過去那個舉止紳士、愛乾淨、儀容整理得一絲不紊、體體面面的李伯伯簡直天差地別。

「李伯伯，晚餐擱在餐桌上了，你要記得吃，吃完把碗盤擱流理台，我明天上午再來收拾，我先離開了」。

「好，謝謝。」

看護阿姨還在玄關穿鞋子，李伯伯突然走過來。

「欸，我給妳費用沒？多少？」

「還沒，兩千元。」

李伯伯趕緊折回房間，從皮夾裡掏出兩千元，隨手交給了看護阿姨，內心還充滿感激地目送她離去，再小心將門鎖上。多虧了兒子找到這能幹的看護阿姨，自己才能過得舒適自在，比起跟兒子媳婦同在一個屋簷下生活，總不免得看他們臉色，還不如單身一人過日子，是孤獨了點，卻少了份事事委

曲求全。

　　隔天。

　　「李伯伯，早，你昨天忘了給我費用啦！」看護阿姨一進門，打了招呼就先算帳。

　　「是喔！不好意思、不好意思，我怎麼這麼糊塗，最近腦袋真的不怎麼靈光。可不能讓妳做白工，多少錢啊？」

　　「一天兩千元啊！你忘了？」

　　「我這可都犯糊塗了，一覺醒來，別說夢裡情境忘得一乾二淨，老伴到底來看過我沒？跟我交代什麼沒？都不記得……總覺得腦袋像被掏空一般，昨天吃了啥、做了啥、電視看了啥，也真全忘了……」李伯伯敲敲自己的頭，帶著自我解嘲的語氣。

　　「別多想了，先吃早餐吧！」

　　看著桌上的地瓜稀飯、醬菜、麵筋，「昨天不是

才吃過稀飯？怎麼今天又一模一樣？」李伯伯忍不住抱怨。

「沒有啊！昨天是三明治、豆漿，你忘啦？我特別繞到隔壁巷子早餐店買的。」

「三明治？什麼口味？我沒印象。」

這一天，看護阿姨又伺機領了三倍的工資六千元，心滿意足嘴角帶笑地離開李伯伯家。

「李伯伯，中美貿易大戰，這美元貶值得厲害，你都不怕資產縮水喔？」李伯伯邊吃三明治，麵包屑、蛋屑，像雪花一般落在桌上、地上，豆漿也滴得衣服、袖子到處都有。看護阿姨到廚房拿抹布，眼中盡是嫌棄。

「咦？那我老本不就越來越少？」

「對啊！現金不保值啦，我鄰居小孩在銀行當理財專員，幫他們家賺好多好多錢，我是沒什麼錢啦，不像伯伯有錢，還可以理財。」

李伯伯有些困惑。

「哎呦，李伯伯你看你，就是不想看兒孫臉色，更該好好理財，你沒聽人家說，你不理財、財不理你喔？」看護阿姨又哄又拐的要李伯伯帶著雙證件、印章、幾本存摺，提款卡，一起去找她鄰居小孩「用小錢輕鬆賺大錢」。

銀行貴賓理財室裡，燈光美、氣氛佳，容貌美麗、身材姣好的年輕理財專員笑吟吟地迎上來，奉上熱茶，親切甜美地招呼著：「李伯伯，早啊，您想規畫什麼樣的投資？您想要的投資報酬率估計是多少呢？」難以抗拒的笑容與溫柔的語氣，讓李伯伯毫無心防。

「嗯、嗯、我太太之前存了些美金，但聽說最近貶值得厲害，想問看看怎麼樣比較好。」

「大概多少錢呢？」

「嗯、不多、就有一點。」

「把存摺給理專小姐看看嘛，這樣人家也好幫你規劃規劃。」

看護阿姨打開包包拿出幾本李伯伯的存摺。

理專迅速翻過每本存摺，滿臉笑咪咪：「我們可以來投資、操作買賣外匯，獲利應該不差哦！」理財專員笑起來一抹溫柔的唇型弧線，還真有點神似李媽媽年輕時候，李伯伯看著看著，竟然有點目眩神迷了。

「可是，我最近記憶不太好，眼睛老花也很嚴重，那些匯率、數字都小小的，看電腦又很傷神，怎麼投資呢？」李伯伯很坦誠說出自己的擔憂。

「沒有問題，李伯伯可以在我們這邊開戶，再將其他銀行帳戶內的存款，一併轉匯到我們新開的外幣帳戶來，再由我幫您操盤買賣外匯。」

「可是，我現在腳常常沒有力氣，比較少出門了，沒辦法常到銀行來。」嚴重退化的膝關節，讓

李伯伯為難。

　　「您可以把銀行帳戶的存摺、印鑑章、提款卡等都交給我保管，授權給我，全權幫您理財，就可以免去您奔波的勞累與麻煩。」

　　「對嘛，她是我鄰居黃小姐，從小看到大，又不是不認識。」看護阿姨把身分證、健保卡、存摺、印鑑，一起推給理專。

　　「好，那您稍候，我馬上來開戶。」

　　理專拿出厚厚一疊表格：「這邊、這邊，還有這邊，我用鉛筆打勾的部分，都要您親自簽名、蓋章喔！」

　　密密麻麻的那麼多張條款書，即使戴上老花眼鏡，對於李伯伯來說仍然吃力，複雜的法律用語、權利義務條款、授權書、委任書等，他實在無法仔細閱覽。沒一會兒，李伯伯就眼花撩亂，手也痠、人也乏了，索性把文件往理專面前一推：「妳幫我蓋

章吧！」

「對嘛，這樣有人幫你理財，你就萬無一失的安心了。」看護阿姨和理專交換個詭異的微笑，帶李伯伯回家。

奇怪著最近老爸為什麼一直不接電話，連看護阿姨的手機也不通，小李夫妻帶著一雙兒女回來探望。開了大門進到客廳，小孫子飛奔著找爺爺撒嬌，迫不及待看爺爺這次會準備什麼驚喜的禮物。不料才到爺爺房門口，一股異常難聞的異味撲鼻而來。

「媽咪，爺爺身上好臭喔！」

「怎麼那麼臭？一點都不像爺爺家了啦！」

小李進房間一看，爸爸竟然是傻坐在床上，身邊尿床的痕跡一灘又一灘……對於孫子的叫喚，似乎也無動於衷，還直傻笑。小李夫妻忙著先幫老父親換洗乾淨，帶他到客廳坐下。

「好餓啊！想喝水……」

小李妻子打開冰箱，竟找不到東西可吃：「先叫外送吧！」

小李衝進書房翻箱倒櫃的找東西，沒一會兒，臉色鐵青的衝出來：「爸你最近錢夠用嗎？你的帳戶存摺呢？我在抽屜、櫃子裡都沒看到，快拿給我，我幫你拿去銀行刷看看，餘額還有多少。」

「存摺？」李伯伯似懂非懂的反問著。

看著老爸的反應，小李心頭一慌，趕緊先到離家最近的分行詢問。櫃檯人員要小李出示本人跟李伯伯的相關證件，填妥委託書、申請書，才協助辦理存摺遺失補發。

幾家銀行跑下來，小李驚訝到冷汗直流，看著刷完的存摺：「這本剩下 318 元？這本剩 64 元？這本匯出美金 18,000？22,000？20,000？33,000？50,000？」小李驚訝到不敢相信自己所看到的數字：

「這個匯進款項的帳戶是誰的？」

「很抱歉，因為個資的關係，我們沒有辦法提供。」銀行櫃檯小姐公式化的客氣婉拒。

衝回家，妻子忙著邊大掃除，邊換洗床單被褥……

「爸，你這美金帳戶的錢是匯給誰？怎麼都沒有剩半毛錢了？這可是媽媽生前拚命省，幫你存下的老本——」太不可思議了，小李的語氣越來越氣急敗壞。

李伯伯低著頭，坐在沙發上打著盹。

急著查明真相的小李，只能叫醒父親，帶著他到警察局報案。接著趕到醫院檢查，報告出來後，李伯伯經醫師診斷，罹患了中度阿茲海默症。

法　庭　交　鋒　錄

「妳是怎麼發現李先生罹患失智症而有可乘之機的？」檢察官問看護阿姨。

「我沒有！李先生很正常，是他自己說要理財的。」

「妳就把他介紹給認識的理財專員？」

「對，不過，是他自己決定要委託理財專員的，跟我可沒有關係，檢察官可別誤會了。」

「李先生到銀行，是妳幫他開戶的？」檢察官改問理財專員。

「是的，不過，我只有幫忙開戶，他開完戶之後，我就沒有處理他的事了。」理財專員說得理直氣壯，彷彿自己一點錯也沒有。

「他的帳戶、印鑑章有交妳保管？」

「當然沒有，銀行規定不准保管客戶的存摺、

印鑑章，我還要工作咧。」

　　雖然看護阿姨以及理財專員都極力否認自己的行為，也都推託說是李伯伯自己的理財決定，但檢察官調查過匯款流向後，發現李伯伯的美金都匯入理財專員的帳戶內，而且一匯入之後立刻就被提領一空，而以業務侵占之共同正犯為名，將兩人一併提起公訴。

　　法院審理時。

　　「被告對於檢察官起訴的犯罪事實，是承認？還是否認？」法官正色地問。

　　大概是眼見所有的帳戶匯款、提領等明細資料都是白紙黑字，狡賴不掉，兩個人紛紛低下頭，不發一語。

　　「妳們是要保持緘默嗎？刑法第 336 條第 2 項的業務侵占罪，法定刑度是六月以上五年以下有期徒刑，得併科三千元以下罰金，如果判決處到有期

徒刑七個月以上，是不能易科罰金的，妳們可是要
自己想清楚。」法官溫和說明。

　　兩人的嘴巴仍然跟蚌殼一樣，閉得緊緊的。

　　「李先生帳戶內被匯款、提領走的美金，到底
去了哪裡？」

　　看護阿姨欲言又止，理財專員則是依然無動於
衷。

　　法官提示銀行內的監視錄影器畫面，理財專員
的手裡確確實實拿著李伯伯的帳戶存摺、印鑑章，
正在填寫匯款、提款單，印鑑章還不偏不倚端正的
蓋在提款人簽章處。

　　「我願意認罪。」被告兩人異口同聲。

　　只不過，口口聲聲願意賠償、請求法院輕判的
兩人，早已經將錢痛快花掉大半，最後只能勉強先
賠償一半。

　　另外的一半，因為兩人分別被判處有期徒刑一

年六月及一年二月，得等到服刑完畢出監，才能另
覓工作好好賺錢還債了。只能要回一半雖不滿意，
至少目前生活不愁，李先生覺得另外那一半的錢，
是幫自己以及父親，買了次昂貴的教訓。

法　條　便　利　貼

・刑法第 335 條（普通侵占罪）

　　意圖為自己或第三人不法之所有，而侵占
自己持有他人之物者，處 5 年以下有期徒刑、
拘役，或科或併科一千元以下罰金。

　　前項之未遂犯罰之。

・刑法第 336 條（業務侵占罪）

　　對於公務上或因公益所持有之物，犯前條
第一項之罪者，處 1 年以上 7 年以下有期徒刑，

得併科五千元以下罰金。

對於業務上所持有之物，犯前條第一項之罪者，處 6 月以上 5 年以下有期徒刑，得併科三千元以下罰金。

前二項之未遂犯罰之。

舉例來說：

70 歲長者 A，打算利用還走得動時出國旅遊，但擔心盤桓國外數月，家中恐遭盜竊，遂將收藏多年的青瓷花瓶交給信任的小輩 B，殷殷囑咐應小心翼翼避免打破。

不料，B 見青瓷花瓶在古董市場價值頗高，乃易「持有」（實際上僅幫忙 A 保管）為「所有」（當作 B 自己的），將青瓷花瓶予以侵占，還拿去古董市場販售，獲得價款 200 萬元，並全數中飽私囊，

占為己有。東窗事發，B 便會遭受「侵占罪責」之處罰。

若行為人是從事業務之人，則侵占的刑責更重。

王一是牧場的業務員，負責挨家挨戶送牛奶，月底結帳時再到各家戶收取牛奶款項，依據牧場的規定，今天收錢，明天一定得把錢交給牧場會計。

不料，王一交了女朋友，被愛情沖昏頭，總是買高價禮物送給女朋友，入不敷出，只好挪用公款，把跟客戶收來的牛奶款項中飽私囊。

王一身為牧場的業務員，負責送牛奶、收款項，就屬於從事送貨及收款業務之人。若有侵占行為，所涉即為「業務侵占罪」。

看護阿姨跟理財專員一搭一唱，誘使李伯伯同意將存摺、印鑑章、提款卡及帳戶內的美金交給理財專員代為保管，並負責投資、操作外匯等；但理

財專員卻擅自匯款至自己的帳戶內，趁機占有李伯伯的美金存款，且事後與看護朋分贓款，兩人即屬侵占罪之共同正犯。

業務侵占罪，法定本刑是 6 月以上 5 年以下有期徒刑，而有期徒刑 6 個月以下才得易科罰金，若法院判決刑度在 7 個月以上，被告就只能鋃鐺入獄。

送上門的 800 萬

大門上貼了張紅色的郵務送達通知書：

依據民事訴訟法第 138 條，放置本通知書，茲有由○○地方法院寄交應送達黃○○之訴訟文書，得於兩個月內持本通知書及身分證件，至○○派出所領取。

黃奶奶識字不多，但看到通知書是紅色的，就覺得應該是很重要很緊急的，立刻打電話給為了公司業務經常出差，忙到這幾周都過家門而不入的女兒黃小姐。

匆匆趕回家的黃小姐劈頭就問：「媽，妳有跟什麼人打官司嗎？」看完郵務送達通知書，黃小姐也

一頭霧水。

「沒有啊！怎麼可能？我沒有告過任何人，也沒跟別人有衝突，誰會來告我？」黃奶奶也是一肚子狐疑。

黃奶奶四十多歲時，在從事包裝業務的工廠裡，跟了某位同事的互助會（合會），同事倒會落跑時，工廠裡一群義憤填膺的同事們，不甘心日夜辛苦的血汗錢被倒會的同事捲款潛逃，打算集資找律師提告民事、刑事訴訟。

黃奶奶也是受害者之一，損失了近百萬元辛苦錢，本也猶豫著要不要提告討錢，當時還在世的老公勸她：「息事寧人吧，就當是對老同事的急難救助。」他們夫妻待人處事一向秉持以和為貴，哪會在年近八旬時還自找麻煩。

「也可能寄錯地址了？還是妳這菜市場名，同名同姓的太多，法院搞混了？」黃小姐也覺得百般

不可思議，隨即陪著黃奶奶到附近的派出所。

　　「黃奶奶，這是您的。」警員翻找了存放通知書的櫃子好一陣子，對照完身分證件，確認無誤後，才把印有○○地方法院的信封交給黃奶奶。

　　出了派出所，黃奶奶小心翼翼走下台階，這幾年腿力變得不好，上下樓梯都有點遲緩吃力。前年的清明，去靈骨塔探視老伴，下樓時不小心踩空跌了一跤，突然中風昏迷在地，一瞬間還以為是老伴孤單想要帶她去陪，住院好幾天，出院時後腦杓還是又腫又痛，至今仍然心有餘悸。

　　「媽，妳什麼時候去借錢？還把現在住的一樓房子拿去設定抵押？那可是我們從小住到大，充滿回憶的房子，爸走前還交代，要把我跟妹的房間好好保留，讓我們有娘家可回。」黃小姐的聲音充滿了疑惑不解。

　　「借錢？抵押？那是什麼？」黃奶奶一臉迷糊，

不自覺地停下腳步。

　　「這是法院寄來的，說要拍賣我們家一樓土地、房子的准予拍賣抵押物裁定，上面說妳有設定最高限額抵押權 800 萬元，簡單說，就是妳跟債主借錢沒還錢，還一直耍賴，現在債主找上門來，說要拍賣掉妳抵押的一樓。」

　　黃小姐百思不得其解地盯著媽媽。

　　兩年多前，爸爸突然心肌梗塞過世，媽媽、妹妹跟自己是繼承人，為了保障媽媽的生活，也為了怕媽媽一直耽溺在失去爸爸的傷心與無依無靠的擔心，她們決定把從小住到大的一樓土地、建物都登記在媽媽名下，爸爸留下的現金、保險金也都存入媽媽帳戶內，兩人都有工作，回家時也總是奉上一筆金額不小的孝親費，媽媽應該是不缺生活及醫療費用的。

　　「債主？借錢？林○○？這是誰？我不認識。」

黃奶奶肯定地回答。

　　黃奶奶及黃小姐拿著法院的拍賣抵押物裁定，找律師諮詢，決定先對裁定抗告，並提起確認抵押權不存在、塗銷抵押權登記的民事訴訟。

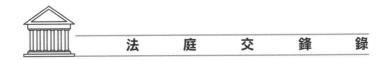

法　庭　交　鋒　錄

「妳們主張的理由，是原告不認識被告，沒有向被告借錢，沒有簽過借據，沒有拿土地、建物設定抵押權？」法官問。

　　「是的。」

　　律師多次跟黃奶奶以及黃小姐開會討論，雖然會議過程黃奶奶偶爾答非所問，或是對事實的說明極為含糊，但根據討論的內容及銀行交易明細記錄，黃奶奶應該是不曾向被告借過任何一毛錢的。

「我們有錄影光碟，不論是簽借據、辦理補發土地、建物所有權狀、申請印鑑證明，都是原告親自書寫、親自申請及辦理的。」被告的訴訟代理人斬釘截鐵地說。

「庭上，我們收到的答辯理由狀繕本並未附上錄影光碟，請求被告應交付該份證據。」黃奶奶的律師說。

「原告應將錄影光碟交付給被告，兩造再具狀說明是否要聲請勘驗該錄影光碟，有無意見？」法官准許原告律師的聲請之後，詢問兩造。

數日之後，黃奶奶的律師收到錄影光碟。

黃奶奶的女兒黃小姐及律師一遍又一遍播放錄影光碟，影中人確實是自己的母親，在自家一樓的客廳，拿著筆顫巍巍地在借據上簽名，名字寫得歪七扭八，誠然是出自於識字不多者的手筆。對方還故意在鏡頭前秀出一大疊現金，清楚點數著：「借

800 萬元，預扣利息 30 萬元，總共是 770 萬元的現金。」

影片中，在地政事務所及戶政事務所的櫃檯前，臨櫃辦理不動產所有權狀補發及申領戶籍謄本、印鑑證明的，也的的確確是黃奶奶本人無誤。

但這一切，會不會表演得太過刻意？

如果不是有心人士，怎麼可能場場都錄影？次次都拍照？這不是明擺著要打訴訟等舉證嗎？

現實的尋常生活裡，哪有人借錢借得這麼斧鑿深刻？

「媽，妳到底有沒有借過錢？到底認不認得鏡頭裡拿著現金的這個人？到底有沒有拿到 770 萬元？」

「我真的不記得了，不記得了，不記得了……」面對越來越生氣的黃小姐，面對排山倒海而來的質疑，黃奶奶搖著頭，聲音越來越低，越來越低。

　　父親過世之後，母親變得遲鈍、不想活動，主動性越來越差，就連吃飯、洗澡，都常常需要不斷催促，還會在浴室裡耗費一大段時間，偶爾還會坐在客廳的籐椅上發呆半天。黃小姐一開始只是以「突失至親」的巨大變故來解釋，卻沒有想到母親可能生病了，需要的恐怕是醫療上的協助。

　　這回，她下定決心，不管毫無病識感的母親如何抗拒、如何耍賴，她都要帶著母親就醫。

　　第二次開庭，律師提出了臨床失智評估量表（CDR）及醫師清楚載明黃奶奶罹患失智症的診斷證明書。

　　「原告經檢測，臨床失智評估量表（CDR）是 1，也就是，原告的日常生活自理尚可，但中度記憶力減退，對最近的事尤其不容易記得，涉及有時間關聯性時，則有中度困難。」

　　律師拿著證明文件：「原告的學歷不高、識字不

多，晚年又多次因腦中大血管阻塞，造成腦皮質和皮質下區域中風，產生失智症。也因罹患血管型失智症，導致財務判斷能力嚴重受損。在簽被告所提出的借貸契約時，根本不能理解契約文字的意義，也不了解借款、利息、分期還款、設定抵押等的法律上意義及效果，屬於無意識或精神錯亂中所為，意思能力之人，所為的借款、抵押等行為是不具有效力的。」

「而且，原告生活無虞，沒有借款的需求，錄影光碟上秀出的那筆現金也從未曾存入原告銀行帳戶內。被告根本是有預謀的，才會故意拿出現金點數，還在帶原告去地政事務所、戶政事務所時刻意錄影、拍照，動機無非在於規避偽造文書的刑責。」法庭上，律師舉證歷歷地捍衛黃奶奶，條理分明提出主張及說明。

「我們真的有借錢給原告，設定抵押也是原告

親辦的。」被告仍舊堅持，毫不鬆口。

「除了無意思能力外，原告還有主張撤銷受詐欺所做的意思表示，借款的債權、抵押權設定的物權，兩項行為都是無效的。」律師犀利地為黃奶奶安身立命的房子，努力陳述。

黃奶奶跟黃小姐坐在旁聽席，儘管記憶功能已經一步一步惡化，聽到被告振振有詞地提及有交付現金、抵押權有效，及欲拍賣老伴留下的一樓等話，無家可歸的夢魘、有口難辯的委屈，讓黃奶奶忍不住淚如雨下、濕透了手帕。沒了那房子，等於沒了家，沒了這一生最珍貴的記憶、沒了過世老伴的身影與味道，她怎捨得？

藉由抽絲剝繭調查證據，事實的輪廓終於慢慢浮現。

這群詐騙集團分工縝密，找到疑似罹患失智症的肥羊──黃奶奶之後，先是由一個和藹可親、假

借關心獨居老人社工名義的婦女，堂而皇之進入黃奶奶位在一樓，並無管理員、攝影機，且進出方便的家裡。三天兩頭的噓寒問暖，卸下黃奶奶心防後，貼心地說：「這房子都這麼破舊了，怎麼住人？也該粉刷、整理一下，要不然，妳兩個寶貝女兒、女婿，要是邀公婆一起來看望妳，親家看妳家這麼寒酸，難免瞧不起，那妳女兒哪有好日子過？」

黃奶奶似懂非懂。

假社工說：「妳一定是在擔心沒錢裝修吧？我們可以幫妳啊！」她拿手機撥了通電話，沒一會兒，一個西裝筆挺，自稱是「關懷老人專案」的銀行行員到訪，他直接打開皮包就問：「就 800 萬吧？」

黃奶奶還搞不清楚狀況，行員拿出數十疊現金開始點鈔，邊暗示假社工用手機錄影存證。

「奶奶，是 800 萬沒錯吧！」行員點著頭，黃奶奶也不知所以然地跟著點頭。

　　錄完影，假社工說：「奶奶，妳要把現金收好，趕緊存到帳戶裡。」一旁行員手也沒閒著，趕緊將所有現金都收進自己帶來的公事包裡。

　　實際上，詐騙集團不過是在手機鏡頭前，演了一齣借款、交付現金的戲碼。至於到地政事務所補發土地、建物所有權狀，到戶政事務所申辦印鑑證明，黃奶奶糊裡糊塗的根本任憑他們擺布。這麼複雜的過程，哪裡是大半輩子在包裝工廠單純付出勞力、天塌下來又有黃爺爺頂著的她所能理解的？

　　法庭上，律師提出致命一擊：

　　黃小姐擔心中風後的黃奶奶，常步態不穩容易跌倒，又怕她來不及打電話求救，曾拜託廠商在屋內裝設隱形的監視錄影器，鏡頭正好對準了客廳，並切割出不同角度兼顧其他地方。

　　監視錄影，把詐騙集團哄騙黃奶奶簽借據、將800萬現金重收入公事包、背對著黃奶奶時狠狠為

奸的笑容，清楚還原，成了詐騙集團鋃鐺入獄的如山鐵證。

法　條　便　利　貼

- 民法第 75 條

　　無行為能力人之意思表示，無效；雖非無行為能力人，而其意思表示，係在無意識或精神錯亂中所為者亦同。

- 最高法院 105 年度台上字第 256 號民事判決

　　雖非法律上無行為能力人，惟其所為意思表示，係在無意識或精神錯亂中者，其對於自己行為或其效果，欠缺正常判斷、識別，及預期之精神能力，其所為意思表示之效力，與無行為能力人之行為並無區別，亦當然無效。

　　所謂的「行為能力」，是指行為人具有意思能力，能夠識別、預見、了解行為可能發生什麼樣的法律效果。例如：知道付 300 元就可以買到一本書，可預見沒付錢，便會被當成小偷等的意思。

　　《民法》將「行為能力」分為三種，並就其所為的法律行為賦予不同的效力。

　　一、完全行為能力：

　　　　「完全行為能力人」是：滿 20 歲的成年人以及已經結婚的未成年人。

　　　　完全行為能力人，所做的意思表示都具備法律效果，例如：曹操為籠絡關羽，乃將無價的汗血寶馬「赤兔馬」贈送給戰敗被俘的關羽。君主一言既出駟馬難追，就產生贈與的法律效果；縱使關羽仍然對劉備忠心耿耿，身為完全行為能力人的曹操，

也無後悔餘地。

二、限制行為能力：

限制行為能力人，是滿 7 歲以上未滿 20 歲的未成年人，原則上要獲得法定代理人的允許。但、例外如：8 歲的小二生去文具店買一支鉛筆，這是依其年齡及身分、日常生活所必需的，就不需要再回家詢問爸爸、媽媽，才手持父母「准買」的手諭，再折返文具店購買。

三、無行為能力：

無行為能力人是未滿 7 歲的未成年人，以及受監護宣告之人，所做的意思表示是無效的。例如：訂 200 份披薩請客、買 10 棟預售屋送人等。此外，如果是在「無意識」或「精神錯亂」中所為，因為無法清楚辨識法律效果（應負之後果），也是無效的。

　　罹患失智症的長者，可能因為不及發現、篩檢，而尚未經法院裁定監護宣告，但若能舉出證據證明意思表示時確實欠缺正常判斷、識別及預期之精神能力，亦可主張無法律效果。

百年後的家

「最近我的手機好像時好時壞，會無預警當機，你幫我看看是怎麼回事？」趙爸爸對著最近忙到連續半個月都在加班，好不容易才抽空回家的獨子小趙說。

趙媽媽幾年前在公園運動時突然中風，幸虧旁邊一群打太極拳、跳元極舞的婆婆媽媽們趕緊七手八腳搶救、打 119 呼叫救護車，沒耽擱太久，命總算勉強保了下來。不過，伴隨腦中風而來的，是腦部智力功能退化，記憶力、語言、空間定向、操作、抽象思考及計算等，似乎都混亂了；每到天將黑前，更出現「黃昏症候群」，弄得趙爸爸一到傍晚

就頭皮發麻，擔心趙媽媽又一直吵著：「天快黑了，我要回家。」或驚恐指著趙爸爸質問：「汝這個查甫郎，是誰？緊出去！」

雖然有請外籍看護工協助，趙媽媽的失控層出不窮，讓趙爸爸無時無刻不擔驚受怕，覺得自己身心俱疲，憂鬱到承受不了。總算兒子有空回家看看，趙爸爸忍不住就在兒子身邊跟前跟後的打轉。

這幾年，爸老媽病，兩老都辛苦，身為科技新貴的小趙，薪水雖然不錯，但有自己小家庭的房貸、車貸，兩個上國中的孩子要養，盡管妻子也上班，每個月還要補貼父母生活費和醫藥費的不足，有時，也難免捉襟見肘。

「你手機應該 OK 了，我來試試看。」小趙邊滑桌面邊檢查，突然指著一封簡訊問：「爸，這是什麼？詐騙集團的簡訊找上你喔？」

「什麼？」

「你的手機簡訊啊，你看：您於○○銀行之貸款帳號後四碼○○○○計 2 期，尚未依約清償，計 56,000 元，煩請盡速繳納。若已繳納，則毋須理會本訊息。」

趙爸不解地瞄兒子一眼：「我們這老公寓，早就沒貸款了，你都忘啦？」

小趙很想相信老爸的話，但心中仍不免犯嘀咕，得親自確認才能心安。

周一，小趙趁午休撥打了○○銀行的客服專線。

「貸款 500 萬？已經兩期沒有還款？」拿著手機，小趙難以置信：「你們確定沒搞錯？我爸怎麼可能沒跟我說一聲就去貸款？」等不及下班，小趙請了假，忙奔回家。

「爸，你怎麼跑去跟○○銀行貸款 500 萬？你怎麼突然要用這麼大一筆錢？」小趙一進門，拖鞋來不及換，劈頭就問在搖椅上打盹的父親。

「貸款？沒有啊！我跟你媽靠著退休金過日子還行，你不也常塞錢給我們看醫生？過日子夠用啊，我幹嘛去貸款？」這獨子從求學到工作，一向很少請假，怎麼今天上班日突然衝回家來問這些莫名其妙的事？

「可是○○銀行明明說你有筆貸款 500 萬？」趙爸搖搖手，逕顧著打盹兒。

問不出個所以然，小趙拿著老公寓的土地、建物所有權狀、印鑑章、身分證及委託書，以代理人的身分到地政事務所詢問。果不其然，有一筆「他項權利即抵押權」的設定。借款契約、抵押權設定契約，及抵押權設定申請書等，確確實實是趙爸爸本人的印鑑章，而印鑑證明則是幾個月前，趙爸才親自到戶政事務所申請的。

小趙再趕回家，翻箱倒櫃的找。趙爸對於自己說過的話、做過的事，完全沒印象，又無法記住自

己的物品擱置在哪，甚至完全忘記自己有拿過那些東西，去地政事務所做了些什麼事。小趙一直以來，總是掛記著中風、血管型失智症的母親，卻忘了疏導同屬高齡高風險的父親，忽略了父親的孤單⋯⋯

在衣櫥內的角落裡、在床頭櫃最下面的抽屜裡，小趙翻到幾十張靈骨塔位的永久使用權狀、生命契約合約書、購買這些塔位與生命契約的發票、匯款單，以及銀行的借款契約書⋯⋯

「爸，我們明天去看醫生吧！」小趙跌坐床上，蒙著臉好一會，強打起精神，對看他翻箱倒櫃、一臉無辜的趙爸說。

趙爸經醫師診斷後，已是「輕中度阿茲海默失智症」（MMSE：15），走路緩慢、計算能力下降、無法從事個人理財、料理三餐、上市場等複雜活動，注意力、計算及記憶亦有障礙。

　　這麼多的靈骨塔位及生命契約該怎麼辦？家裡人口簡單，算一算，即使是百年後天堂闔家團聚，顯然還是超出家族現有人口數的好幾倍。購買這些東西，除了幾乎掏空趙爸銀行帳戶內的數百萬養老金，還騙他去向銀行多貸款了 500 萬元——保證協助出售？機會難得錯過不再？獲利百分百？已經標到政府遷葬業務……多麼聳動、高明的話術，讓有認知障礙的老人家暈頭轉向，瘋魔似的著了道？

　　小趙把靈骨塔位永久使用權狀、生命契約合約書、匯款單、發票、銀行借款契約等，及趙爸爸的診斷證明書都拿給律師看。

　　「可以主張我爸爸是被無良的仲介所詐騙，才購買這麼多根本用不上的靈骨塔位、生命契約嗎？」

　　「仲介甚至要求我爸爸去跟銀行貸款來買，簡直是吃人肉、啃骨頭、喝人血，是要害幾代人被拖下水？」

「趙爸曾經買過合法的靈骨塔位？或留過資料嗎？」想知道趙爸爸為何會成為被詐欺集團盯上的肥羊，律師問小趙。

「我媽腦中風急診時，醫院多次發出病危通知，當時我爸亂成一團，曾經詢問過辦後事的相關事宜，後來醫院裡有人介紹，我爸買了夫妻的雙塔位，不過那是合法的。」小趙似乎漸漸理出頭緒。

「首先，要看靈骨塔位是否合法？其次，是仲介業者是否為許可銷售之公司？最後才是分析仲介業者所使用的手段與話術。如果仲介業者只是不斷遊說，告知被害人投資轉售可以獲利好幾倍，而投資當然會有盈虧，法院就多半會認定，投資人應自行承擔無法轉售的風險。當然，令尊何時出現輕度認知障礙、何時進展至輕中度失智症、財務判斷能力下降等，都必須一起評估。」

看著擺在律師事務所會議桌上，厚厚一疊的靈

骨塔位永久使用權狀、印刷精美奢華的生命契約，律師輕嘆了口氣，光在他的事務所，長者受到詐騙而拿出養老金投資購買靈骨塔位，受騙金額高達一千萬元以上，並不罕見，趙爸已經是今年的第三起。

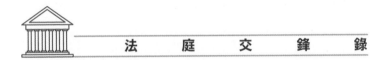

法　庭　交　鋒　錄

「原告主張被告詐欺，撤銷靈骨塔位及生命契約等之買賣契約，並要求被告自起訴狀繕本送達翌日起，加計利息返還價金，是嗎？」法官問。

「是的，庭上。」

「原告主張被告詐欺，有什麼證據可以證明呢？」

「原告罹患有中度失智症，根本無法理解被告所說代為轉售、投資獲利等內容，這疊契約密密麻麻，原告根本沒有能力細讀。」

「原告的其他主張是什麼？」

「庭上，被告所出售之靈骨塔位，係以自始客觀給付不能之物為買賣標的，買賣契約自始無效，應返還價金。」律師回答。

「理由？」

「根據殯葬業管理條例第 22 條第 1 項之規定，私立殯葬設施，一定要經主管機關許可，但經查詢內政部全國殯葬諮詢入口網之網頁，點選殯葬設施業者查詢，殯葬設施查詢、合法業者查詢，均無被告所仲介、銷售的殯葬設施之名。依據該條例第 42 條第 1 項規定，經營殯葬服務業，應向主管機關申請經營許可後，依法辦理公司或商業登記，並加入殯葬服務業之公會，始得營業。但被告公司的名字並未列在前開網頁的生前契約業者名單中。

此外經查詢是否為合法殯葬設施，向主管機關報備之代銷業者，被告公司之名也未列其上，顯示

其所仲介銷售的標的既不合法，也根本不具備銷售
資格。」

　　聽著律師陳述，坐在旁聽席的小趙，直到現
在，他才知道這些仲介、代銷殯葬設施的業者，手
段是如此惡質卑鄙無下限。

　　除了提出內政部全國殯葬諮詢入口網之網頁查
詢資料外，律師還提出了鄰近被告所出售之靈骨塔
位附近合法殯葬設施之照片、業者名單及設施名
稱，並主動以電話聯繫，向這些業者詢問之後，經
合法業者告知，被告等人的確非合法殯葬設施業
者，並聲請法院向主管機關函詢被告仲介、銷售予
趙爸的靈骨塔位，究竟有無取得合法使用執照，能
否從事代銷業務。

　　第二度開庭。

　　法院函詢後，證實被告等人所仲介、銷售的靈
骨塔位根本未經許可、尚未獲准啟用，根本是大型

違章建築。

　　至於生命契約，原告趙爸家兩代人口簡單，絕對用不上這三十多個塔位，若非被告等人，以購買靈骨塔位必須搭配生命契約等說詞，予以詐騙，原告豈有可能購買倍數於家中人口的生命契約？

　　「被告是否有取得合法使用執照？」法官拿著主管機關的回函詢問被告。

　　「沒有，但是……」

　　「被告是否經報准核備的代銷業者？」

　　「不是，但是……」

　　「被告有跟原告趙先生承諾可以代銷、轉投資、獲利？」

　　「沒有，但是……」

　　被告等人一再狡辯，說沒有騙原告，沒有答應要幫原告轉售，是原告自己想投資獲利……但原告只是一個退了休平凡的老人家，一生不曾從商過，

老來只想陪伴生病的太太度過餘生，原告既不是仲介、代銷業者，更無可能取得銷售許可，怎麼可能買下這麼多用不上的靈骨塔位再想方設法去賣掉？這豈不是搬石頭砸自己的腳。

「原告若真的是為了投資而砸下重金，一口氣買下這麼多生命契約，除了透過合法管道、具有營業及銷售許可之業者，如何能夠出售？因此，原告絕對是因為相信被告等人所說，他們能夠協助轉售，才會答應購買。原告一開始若知悉被告根本沒有營業、銷售許可，根本不具有代售資格，也無法協助轉售，絕無可能輕信被告言詞，購買被告等人銷售之靈骨塔位及生前契約。」律師條理分明陳述主張。

小趙提出檢舉。

主管機關以被告等人違反殯葬管理條例第 42 條第 1 項規定，經依同條例第 84 條規定，除勒令被告

等人不得再有經營殯葬設施經營業之行為外，並處
新臺幣 6 萬元罰鍰。

　　大概是知道會敗訴，被告等人迅速解散了公
司，名下更是空空如也毫無財產。趙爸爸勝訴了，
也僅是拿到一張勝訴判決書，距離賠償到手，還是
天差地遠。小趙真覺得要討回這筆錢實在是千難萬
難，還有那筆無端從天而降的貸款債務得揹；小趙
也只能嘆口氣想：明天還是一樣會天亮；日子還是
一樣得過下去。

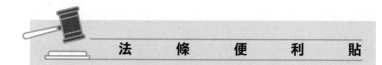

法　　條　　便　　利　　貼

• 殯葬管理條例第 22 條

　　經營私立殯葬設施或受託經營公立殯葬設
施，應備具相關文件經該殯葬設施所在地之直

轄市、縣（市）主管機關許可。

　　依前項經許可經營殯葬設施後，其無經營事實或停止營業者，直轄市、縣（市）主管機關應廢止其許可。

　　第一項應備具之文件，由中央主管機關定之。

・殯葬管理條例第 24 條

　　經營殯葬服務業，應向所在地直轄市、縣（市）主管機關申請經營許可後，依法辦理公司或商業登記，並加入殯葬服務業之公會，始得營業。

　　本條例施行前已依公司法或商業登記法辦理登記之殯葬場所開發租售業及殯葬服務業，並已報經所在地直轄市、縣（市）主管機關備查者，視同取得前項許可。

　　殯葬禮儀服務業於前二項許可設立之直轄市、縣（市）外營業者，應持原許可經營證明報請營業所在地直轄市、縣(市)主管機關備查，始得營業。但其設有營業處所營業者，並應加入該營業處所所在地之直轄市、縣（市）殯葬服務業公會後，始得營業。

　　殯葬設施經營業應加入該殯葬設施所在地之直轄市、縣(市)殯葬服務業公會，始得營業。

　　第一項規定以外之其他法人依其設立宗旨，從事殯葬服務業，應向所在地直轄市、縣（市）主管機關申請經營許可，領得經營許可證書，並加入所在地之殯葬服務業公會，始得營業；其於原許可設立之直轄市、縣（市）外營業者，準用前二項規定。

　　第一項申請經營許可之程序、事項、應具備之資格、條件及其他應遵行事項之辦法，由中央主管機關定之。

　　至於委託代銷，主管機關內政部亦以函示清楚說明：「經營者應就委託代銷資訊，報請主管機關備查。倘非係合法經營者，或非屬經營者授權代銷之經銷商，而為上開營業行為者，即違反上開規定，直轄市、縣（市）主管機關依法應本權責查明後核處。」（內政部 103 年 11 月 20 日台內民字第1030321327 號函）

　　若有仲介業者伺機向失智症長者推銷靈骨塔位，請務必先上內政部全國殯葬諮詢入口網：https://mort.moi.gov.tw/frontsite/index.jsp 查詢，是否為合法之殯葬設施？業者是否在合法銷售名單之列？

　　若業者宣稱自己獲得合法業者（例如：龍巖、金寶山）等之委託代銷許可，可自行先向合法業者電話洽詢，以確保權益，避免上當受騙。

　　仲介習於將長者帶往速食店、有座位席之便利商店，輪番以：「已經有人想買，但需要搭配生命契約」、「政府正要遷葬，亟需靈骨塔位」等說詞，誘使長者投資，並且告以「這種好康，千萬不要隨便跟別人說」、「不要讓家裡年輕人知道」等語。

　　再次提醒，家中若有輕微認知障礙、輕中度失智症的長輩，宜多注意其言行，外出去處及社交圈，以防詐騙集團無所不在。

海關攔截

「爺爺，導遊叔叔說，北海道登別的尼克斯海洋公園，有企鵝大遊行耶。」小孫子睜著晶亮亮的大眼睛，無比興奮地說。

「嗯。」安爺爺點點頭。

「爸爸說，昭和新山熊牧場，可以餵熊吃餅乾和蘋果。」小孫女抬起頭，鼓起臉頰，學著熊啃蘋果的逗趣模樣。

「嗯。」安爺爺依舊點點頭。

「還有一大片奶奶最愛的紫色薰衣草，浪漫得如夢境一般。」安太太不忘逗奶奶開心。

旅行團導遊一旁忙著點名、分發護照給興奮出

遊的親子團成員們。

　　安先生休年假，帶著一家老小飛往北海道賞花、泡溫泉，兼大啖聞名的各種北海道美食。搭早班機出國，得天剛矇矇亮，就早早到機場集合，或許是年歲大了，等得百般無聊的安爺爺，看來一臉倦容。

　　「拿好護照、登機證，大家準備通關出發囉！」導遊吆喝著。團員們背上行囊，大人小孩，唧唧喳喳興奮得很。

　　「安老先生嗎？請旁邊稍候。」查驗護照的海關人員仔細查看了安爺爺的護照，再端詳安爺爺一番後，有禮貌的攔下人來。

　　「怎麼了嗎？」安先生趕忙趨前。

　　「安老先生被○○地檢署發布通緝，航警依法必須將他留置偵訊。」航警話說得客氣但不容商量。

　　安先生為不掃興，先把媽媽、太太及兩個小孩

託付給導遊，壓低聲量說：「北海道之行，一路上要多多麻煩您照顧了，我先去了解一下我爸發生什麼事。」轉身到安太太身邊：「爸的護照有點小問題，妳帶媽和孩子先出發，我們隨後到，再想辦法去找妳們。」

　　航警偵訊後，依據刑事訴訟法第 91 條之規定：「拘提或因通緝逮捕之被告，應即解送指定之處所；如二十四小時內不能達到指定之處所者，應分別其命拘提或通緝者為法院或檢察官，先行解送較近之法院或檢察機關，訊問其人有無錯誤」，在安先生陪同下，將安爺爺移送至○○地方檢察署，由內勤檢察官負責訊問。

　　安先生雖然想陪同應訊，但礙於規定，也只能讓安爺爺孤身一人進入偵查庭。

　　值班的內勤檢察官核對安爺爺之身分證，確認安爺爺就是被發布通緝的本人，再告訴安爺爺：「得

保持緘默、得不違背自己意思陳述、得選任辯護
人、得請求調查對自己有利之證據」，並告知安爺爺
所犯罪名是「商業會計法及稅捐稽徵法」，歷經一整
天的折騰，加上原本就為了早班機而不得不早起，
安爺爺顯得疲憊不堪，完全難以理解檢察官的訊問
內容。

　　「你是○○股份有限公司的負責人？」看這老
人家手足無措，檢察官盡可能用最平和的語氣、最
淺白的話語訊問。

　　「什麼？公司？」安爺爺一臉無奈。

　　「○○股份有限公司，有無實際營業？」

　　「什麼？」

　　「○○股份有限公司沒有銷售事實，但虛開統
一發票給其他公司行號？」

　　看著一問三不知、十分茫然的安爺爺，檢察官
先發歸案證明、辦理撤銷通緝，以避免安爺爺又遭

到逮捕，並諭知以五萬元交保。繳納具保的五萬元後，安先生立刻帶著精神渙散、問答已幾近語無倫次、直嚷著要回家的安爺爺搭上地檢署前排班的計程車。

　　北海道之行，被一份莫名其妙的通緝書給徹底毀了。而且，因為是當天在機場才因突發事故取消行程，依據國外團體旅遊定型化契約的規定，是一毛錢都不能退的。

　　第二天一早，安先生趕緊帶著爺爺直奔律師事務所。

　　「安爺爺的工作是？」律師問。

　　「我爸爸退休很久了，退休前是○○公司的經理。」

　　「退休後有經營其他事業嗎？例如：開設公司？投資其他人？或者跟朋友合夥？」

　　「沒有，我爸爸剛退休時身體狀況還不錯，但

最近一兩年，變得懶得說話、不愛出門、連親友的紅白帖都不肯去參加，對什麼都提不起勁，連以前最愛的象棋、西洋棋都不太跟兩個小孫子玩，變得比較沉默，不可能再去做什麼生意的。」

看著眼神放空、呆坐一旁，好像事不關己，彷彿置身事外的爺爺，律師大致明白，老人家恐怕是不知不覺中交出身分證件成為人頭，才成了無辜的代罪羔羊。

「爺爺，您有沒有把身分證、健保卡交給別人？還是有沒有人找您去辦過很多支手機門號、銀行帳戶？有沒有在一些文件上簽名？」

爺爺偏著頭，努力用力想。

「爸，你到底有沒有啊？你不記得啊？」

「爺爺，您記得拿走您身分證的人的名字、電話、地址，還是模樣嗎？在哪裡跟您拿的？」

爺爺兩手一攤，聳了聳肩。

　　「我爸最近常常忘記很多事，像出門沒帶鑰匙，進門忘記要鎖門，坐電梯忘記按樓層，洗了手沒關水龍頭，情緒低落，前兩天煮泡麵，麵煮好端走竟然忘記關瓦斯。」安先生越說越不安。

　　「盡快安排爺爺去做個失智症檢查吧！」律師建議。

　　安爺爺就醫診斷並進行篩檢及評估後，臨床失智評估量表（CDR）為 1，顯示他中度記憶力減退，對最近的事尤其不容易記得，會影響日常生活。處理問題時，在分析類似性、差異性時，有中度困難。雖然還能從事某些活動，但無法單獨參與，居家生活確已出現輕度障礙，比較複雜的嗜好及興趣，都因「做不來」已被放棄。

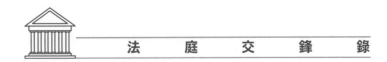

法　庭　交　鋒　錄

偵查庭。

「安老先生，有想起來身分證件是交給誰？或借給誰用嗎？」檢察官語氣平和地訊問。

「欸……」爺爺不斷搖著頭。

「檢察官，安老先生收到兩家電信公司通知，催繳鉅額手機門號通話費，其中幾支門號都被 165 反詐騙專線通報為詐騙電話。」辯護人協助回答，並當庭提出催繳通知單。

「你去辦門號的手機店在哪裡？」

「○○公園附近，有氣球、很大的氣球、新開的店。」

「檢察官，老先生的意思是他去某一家新開的手機通訊行，那間手機行店門口有很大的氣球，可能是新開幕門市的氣球擺設吧！不過，安老先生的

家人有到那附近繞繞找找，實在找不到老先生說的店面。」辯護人幫忙補充說道。

「公司登記申請書上的簽名，是您自己簽的嗎？」檢察官問，同時提示偵查卷宗內的申請書給爺爺辨識。

安爺爺仍搖著頭，卻又突然點點頭，在嚴肅的偵查庭內，他彷若驚弓之鳥。

「安老先生的家人有帶他去就醫，經醫師診斷、評估，也做過檢測，老先生罹患輕度失智症，研判他去辦手機門號時，已經出現事理判斷能力障礙，導致詐騙集團認為有機可乘，進一步要求他成為虛設公司的人頭負責人，公司登記不是老先生辦理的，作為商業憑證的統一發票也不是老先生開的，老先生也根本完全不認識拿到發票的這些廠商。」辯護人提出安爺爺的診斷證明書。

「我們會再跟國稅局、公司登記處等函調相關

資料,本件就先候核辦,被告請回。」檢察官話聲甫落,書記官依序列印偵訊筆錄,法警將筆錄交由爺爺及辯護人閱覽、確認、簽名,爺爺腳步、心情都無比沉重地離開偵查庭。

經過檢察官的抽絲剝繭,這個集團在短時間之內,利用人頭,拿到包括爺爺在內許多長者的身分證、健保卡等證件,虛設數十家公司行號,每一家公司都僅設單一股東,明明沒有銷貨的事實,還代替他人開立銷貨統一發票,甚至將空白統一發票交給其他公司來使用,或開立統一發票供其他人作為進貨或費用憑證。

主要目的就在於利用虛設公司行號,具有公司之型態,即可以用合法形式取得統一發票,再直接販賣給需要發票的營業人或其他中間業者,藉以扣抵銷項稅額或虛增營業成本費用,以達逃漏營業稅、營利事業所得稅,或執行業務所得核定額、個

人綜合所得稅等目的。而被騙交出身分證、健保卡，甚至同意簽名的安爺爺，就成為協助開立不實發票、逃漏稅捐，或製作交易假象，遂行不法犯罪的無辜共犯。

　　幸虧檢察官鍥而不捨，先由代為辦理公司登記的記帳士事務所下手，再清查繳納公司登記規費、記帳士公費的帳戶、聯繫的手機通聯記錄，調取並勘驗統一發票代售地點的監視錄影畫面，才將詐騙集團一舉成擒。

　　詐騙集團成員，經調查官移送至地檢署由檢察官複訊。

　　「認識被告安○○嗎？」檢察官問其中的一名共犯。

　　「不認識。」

　　「安○○是其中某家虛設的○○股份有限公司的負責人？」

　　「應該是吧！資料上有寫是就是，為了交叉互開發票，我們設了太多家公司了，根本記不住。」

　　「有給安○○報酬？」

　　「應該沒有吧！」

　　「如何拿到安○○身分證件？」

　　「手機行，我們故意開設了一家手機行。」

　　「有特別挑選老人家嗎？」

　　「幾乎都是啊，比較好騙嘛！」

　　「安○○為何會成為○○股份有限公司的人頭負責人？」

　　「忘記他是來修理手機？還是買新手機？還是申辦手機門號之類？總之，我們跟他聊天，感覺他似懂非懂、頭腦有點清楚又好像不太清楚，很容易被說服，請他拿出身分證件，他也沒有拒絕，請他簽名，他也說好，也沒仔細看書面資料，所以就趁機拿登記申請書給他簽名。」共犯說得口沫橫飛，

好似騙人也是一門不容小覷的專業技術。

　　安爺爺所涉及的商業會計法、稅捐稽徵法等案件，有驚無險的獲得檢察官不起訴處分。不過，北海道之旅，除了兩個小孫子，安家婆媳一路上的掛心煎熬，真成了畢生難忘之旅。

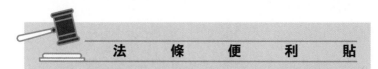

法　　條　　便　　利　　貼

・刑事訴訟法第 75 條

　　被告經合法傳喚，無正當理由不到場者，得拘提之。

・刑事訴訟法第 84 條

　　被告逃亡或藏匿者，得通緝之。

・刑事訴訟法第 87 條

　　通緝經通知或公告後，檢察官、司法警察

官得拘提被告或逕行逮捕之。

利害關係人，得逕行逮捕通緝之被告，送交檢
察官、司法警察官，或請求檢察官、司法警察
官逮捕之。

通緝於其原因消滅或已顯無必要時，應即撤銷。

撤銷通緝之通知或公告，準用前條之規定。

・刑事訴訟法第 90 條

　　被告抗拒拘提、逮捕或脫逃者，得用強制
力拘提或逮捕之。但不得逾必要之程度。

　　當涉及刑事犯罪案件，經被害人提出告訴、利
害關係人提出告發、司法警察調查移送後，負責偵
辦案件的地方檢察署檢察官會核發傳票，通知涉有
犯罪嫌疑的被告到庭接受訊問。傳票上會記載被告
的姓名、案由、到案的時間及地點，另外還會有地

檢署的名稱及蓋用書記官、檢察官的印章。

　　失智症的長者經常在收到傳票後,因為不解其意,又不認為事關重大,予以輕忽,甚至直接隨手一丟,未告知家人,也不曾與人商量。經檢察官合法傳喚未到庭,又沒有以正當理由請假,檢察官即有可能核發拘票,若拘提不到,便會發布通緝。

　　長者的身分證、駕照、健保卡、印章等,若恐遺失或遭偽冒濫用之虞,滋生後續人頭手機門號、人頭金融帳戶、人頭公司負責人等法律爭議,宜由家人代為保管,辦理相關業務時亦應由家人陪同,閱讀清楚文件內容、條款後,再決定是否簽名。

　　身分證件遭到冒用,偽造在職證明、薪資扣繳憑單後,再以不實文件向金融機關貸款;或者虛設公司行號、虛開統一發票、虛增營業額製造業績假象,再向金融機構融資詐貸,均時有所聞。

　　若有收到不明的對帳單、催繳通知或存證信函等，也千萬不要任由長者隨意收存隱匿，置之不理，免得未來損失更加慘重，還得面對漫長的司法訟累。

那一杯便利商店的咖啡

　　負氣走出家門的那一刻，遭到遺棄、背叛的怨懟、不甘的情緒，如同身後反彈的大門，狠狠的一聲「砰」，重擊老林脆弱不堪的疲憊心靈。

　　擔任基層公務員一輩子，所有匯入帳戶內的薪資都供了家用，就連偶爾代表機關去開會的車馬費，偷藏在公事包底夾層的現金，也難逃太太的法眼。開了二十年的國產車，總在算盤撥了又撥、再三細細思量，為了孩子龐大的教育費斟酌後，決定送到熟悉的維修廠，再請師傅幫幫忙，將就修理繼續開。沒有錦衣華服，沒有山珍海味，一家溫飽，他老林，這輩子可沒有對不起誰。

可是，這段日子以來，家裡大大小小，每個人都看他不順眼。嫌他問東答西、嫌他行動遲緩，說他：「煩不煩啊！同一件事，沒十分鐘就一直重複問，腦袋有洞啊？」太太對他尤其不耐煩：「你是退了休，閒閒沒事幹，專門找我碴的是嗎？」

也許老了不中用，手不能提、肩不能扛，重一點的活，一不小心會扭到閃到，太太少不了又一頓數落；越費心記住的事，腦袋卻越不管使；太太叫出門跑腿幫買樣東西，過個馬路就想不起來要買什麼。尤其最近，怎麼看都覺得太太對隔壁鄰居，單身的邱先生笑臉迎人、眉來眼去的，看自己，卻是一臉厭惡嫌棄。「太太在外頭交男朋友了，背叛我了，邱先生有比我對太太好嗎？有我年輕時帥氣嗎？」越想，老林越悲從中來。

「好累、活得好累！」坐在公園的椅凳上，老林長長地嘆了口氣。以前，太太還會陪他來公園散

步、運動，最近說她在長青班又學這、又學那，忙得很，連找她散步聊天都橫眉豎眼：「你自己不會找事做啊！」

路燈一盞一盞亮起來了。

「林伯伯，今天怎麼這麼勤快，早上來打太極，傍晚又來散步，天黑了，還不回家啊？」常在公園裡遇見的一個女孩阿靚親切走過來招呼著，多甜美可人的笑容呀，不像家裡那座冰山，老繃著臉不會笑。

「唉、我是、我是那個、跟太太吵了架⋯⋯」

「林伯伯，您這樣好脾氣的人，怎麼會跟家裡人吵架？走，我請你喝杯咖啡，不過，我只請得起巷口的便利商店牌，還是你要喝我家裡的三合一？」

之前，阿靚說她是新搬來，住在隔街社區，說她爺爺才過世不久，公園裡的老人，讓她想起爺爺的疼愛，所以特別喜歡和老人家說說話、聊聊天。

公園裡的老先生老太太，都喜歡和她說說笑笑，拿她當孫女看待。

老林才站起身，又不停搖著手。

阿靚拉起老林的手：「一杯咖啡而已，我請得起啦。」

林伯伯內心感到十分安慰與溫暖，最近媳婦跟孫子都嫌他幾天不洗澡，身上很臭，連太太都惡聲警告：「你不洗澡就別想進房間睡覺！」都是一家人，一個比一個嫌他，看人家阿靚，可沒搗著鼻子，還親熱地挽著他手臂。

這杯超商牌咖啡，喝得老林心花怒放。

回到家，深夜，沒人等門。

林伯伯不打算把在公園裡的邂逅告訴家人，就當是內心的小秘密，滿心期待著，明天、後天、大後天……每天都要去小公園。

日子一天天的過，老林天天都秘密地期待

著……

「掛號！」郵差按著一樓的門鈴喊著。

林伯伯拿出自己的印章，在郵差手指的地方蓋章，收下信，也沒多看一眼，隨手放進大抽屜裡，混在一大堆過去的服務證明、書面資料以及過期雜誌中。

「請在查封筆錄上簽名，確認今天的執行程序。」司法事務官會同書記官，在林伯伯的房子外側，貼上查封的封條後，冷峻而不帶感情的地唸：「債權人是王○○，執行名義是○○地方法院的准許本票強制執行之裁定，本票一共有 3 張，每張面額是 200 萬元，債權金額是 600 萬元。」

「查封我房子？執行？是執行什麼？我們家從沒人看過，或收過這份裁定。」老林覺得快昏了，拚命地搖頭又搖手。

「准許本票強制執行之裁定的送達證書上，有

林○○的簽名，是本人親收，確實經過合法送達。」
司法事務官跟書記官，執行查封公務完畢後，隨即
搭著法院的公務車離去。

　　老林急著四下找手機，想打電話給太太，遲疑
了一下，「不行，打電話給太太，讓她知道了，根本
是找死！」

　　快找兒子求救？但怎麼緊要關頭，卻完全忘記
剛把手機擱哪去了？房間沒有？客廳沒有？餐廳沒
有？常隨手扔的沙發椅上也沒有？連浴室都看了也
沒有。老林癱軟在搖椅上，告訴自己在作夢，趕快
醒來、趕快醒來！這是什麼荒謬的戲碼？這下八成
會被太太掃地出門，連兒孫都會更厭惡他了，這場
無家可歸戲是怎麼發生的？

　　翻箱倒櫃一番折騰後，老林開冰箱拿水喝，竟
然在冰箱裡看到手機，發著抖跟兒子通上話第一
句：「你趕快回來救我，千萬要比你媽早回家……」

在律師事務所。

雖然有兒子陪著，老林慌亂得語無倫次：「我真的不知道、不認識裁定上面那個王○○，本票？我又不做生意、也退休了？怎麼會用什麼本票？」老林一再搓著雙手重複低語。

「法院所做的准許本票強制執行之裁定，應於裁定送達後十日之不變期間內，向法院提出抗告狀，如主張本票係偽造、變造者，得以非訟事件法第 195 條第 1 項之規定，於接到裁定後二十日內，對執票人向法院另行提起確認債權不存在之訴。簡單一點說，就是收到裁定十天內要抗告，二十天內要起訴說沒有這筆債權。林先生，你是什麼時候收到裁定的？」律師問。

「不記得了……」

「我們還以為你天天出門，在家也變得開朗、愛乾淨，是在公園裡交了好朋友，有伴下下棋，打

打撲克牌，還會出門去做一日遊。怎麼會想到，這個家要莫名其妙的毀在三張來路不明的本票上？」

老林一直不敢抬頭看氣急敗壞的兒子。

「收到裁定當天，有跟誰說嗎？」

「沒、沒有。」

「記不記得郵差來的時候，你在做什麼？」

「不記得、真的不記得、我、我不知道。」老林哽咽著，說不出所以然來。

「看信封上寄出的郵務日期戳章，推算收到的時間，我們恐怕已經來不及抗告，但應該還來得及提出確認本票債權不存在的訴訟。」

「嗯？」老林聽得一團混亂。

「還有，二十天內起訴，才能直接向法院聲請停止執行，萬一超過二十天，也是可以起訴，但必須要供擔保才能停止執行，供擔保可是一筆很大的負擔。」

　　一聽律師說，小林心急如焚：「什麼？那得快起訴。」

　　「就先趕緊以王○○為被告，向法院提起確認本票債權不存在的民事訴訟，再向執行法院聲請停止執行，先別讓房子給拍賣了。還有，也許應該考慮帶林伯伯去就醫，再視診斷內容提出輔助宣告之聲請。」看著年近八旬，一臉無助的老人家，律師語重心長提出建議。一向抵死抗拒就醫的老林，終於肯被太太兒子押著去醫院做徹底檢查。

　　回診看報告時，神經內科醫師嚴肅地說：「林先生並沒有中風病史，應屬於阿茲海默型失智症，他的失智評估量表（CDR）為2，記憶、理解、判斷及定向能力損傷、功能漸進式持續退化，已達中度失智程度了。」

　　律師要小林先生以直系血親之親屬身分，提出輔助宣告之聲請，家事法庭囑請醫院鑑定證明老林

已達中度失智程度，裁定老林為應受輔助宣告之人。

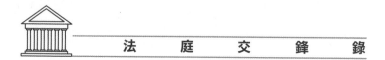

法　庭　交　鋒　錄

「原告認識被告嗎？」法官問道。

「不認識，也沒見過。」身為輔助人的小林代父親回答，老林坐在旁邊，雙手乖乖放膝蓋上，猛點頭，像個認錯的孩子。

「鑑定報告顯示，三張本票都確實是原告本人的簽名及指紋捺印，有何意見？」法官再問。

「是的，不否認是原告本人的簽名及指紋捺印，但本票上面的金額、發票日期等都不是原告寫的，非原告字跡，可能是被事後填載上去的，本票在原告捺印時是空白的，不符合票據法所規定的本票發票要件。」本票上僅有金額、發票日期等是第三人

文字，筆跡量太少，恐怕難以鑑定，何況文字極有可能非被告，即債權人王〇〇所寫，但律師仍然先幫林伯伯作票據欠缺合法要件的抗辯。

「是一個年輕小姐，仲介原告跟我借錢的，我也付了現金，本票也是原告自己當場寫的。」被告義正辭嚴，不自禁地面露得意之色，彷彿600萬已是囊中之物。

「庭上，既然被告自己說是年輕小姐仲介原告向被告借錢的，請庭上命被告陳報那位年輕小姐的姓名、年籍及傳票地址，我們聲請傳喚那位年輕小姐出庭當證人，待證事實是證人也就是那位年輕小姐介紹原、被告認識的過程，如何介紹借款？原告借款、被告交付現金，及簽發本票的過程。」律師提出要求。

法官命被告於兩周內陳報證人即仲介借款者的姓名。

二度開庭，老林在太太和兒子的陪同下出庭。

「原告年近八十歲，公務人員退休，每月領有月退俸，在職期間，從沒有進行過高風險的投資理財，除購屋向銀行貸款外，從不曾向人借貸，更遑論是退休之後，對於財務處理更是偏向保守。從他的所得及財產資料顯示，他本人從沒有過大筆資金往來紀錄，也沒有經商、營業，因此不會有資金周轉或高額借貸的需求。」律師冷靜應答：「最高法院說，主張債權存在者，應負舉證責任，故被告應該先證明有交付現金 600 萬元給原告，但被告除了這三張本票外，並無其他證據可以證明有借錢給被告。」

「被告為何沒有在法官所定的兩周內陳報證人姓名及地址？」法官對於不遵期提出書狀的被告，顯然略微不滿。

「嗯、是因為、是因為……」

　　一如預期，身為詐騙集團分工一環的被告王
〇〇，扮演著本票執票人即債權人的角色，怎麼敢
在被告答辯理由書狀上，公然寫出詐騙集團另一位
美人計裡戲份吃重的美人同夥，又怎麼敢堂而皇之
的帶著她出庭作證？

　　經過審理宣判，老林的房子是保住了，但不管
太太如何逼供，早忘記那位年輕女子樣貌的老林，
根本無法說出邂逅的過程，氣得太太咬牙切齒，想
到就來氣，就碎碎唸個沒完沒了。

　　「媽妳也拜託控制一下吧！」老林兒子求饒：「爸
的記憶，隨著阿茲海默症惡化，妳再怎麼逼，他也
無可奉告，妳就姑且饒了他吧！」

法　　條　　便　　利　　貼

- 票據法第 123 條

　執票人向本票發票人，行使追索權時，得聲請法院裁定後強制執行。

- 非訟事件法第 195 條

　發票人主張本票係偽造、變造者，於前條裁定送達後二十日內，得對執票人向為裁定之法院提起確認之訴。

　發票人證明已依前項規定提起訴訟時，執行法院應停止強制執行。但得依執票人聲請，許其提供相當擔保，繼續強制執行，亦得依發票人聲請，許其提供相當擔保，停止強制執行。

　發票人主張本票債權不存在，而提起確認之訴

不合於第一項之規定者，法院依發票人聲請，得許其提供相當並確實之擔保，停止強制執行。

　　舉例來說，孫悟空為了向鐵扇公主借得芭蕉扇，乃簽發本票一張作為擔保，票面金額記載是白銀 500 萬兩。孫悟空用盡全身吃奶力氣拚命搧風，火燄山的火勢不消，反而更加高溫難耐，還燒掉了孫悟空半身毛皮。孫悟空這才發現受騙，要趕回芭蕉洞與鐵扇公主理論。不料，牛魔王早已搶先一步，先拿本票去向法院聲請強制執行，並打算查封拍賣筋斗雲及如意金箍棒。

　　孫悟空趕緊提出抗告，並以牛魔王及鐵扇公主為被告，提出確認本票債權不存在的訴訟，且聲請停止執行，以保住自己的筋斗雲及如意金箍棒。

　　「芭蕉扇是假貨！」孫悟空抗議。

　　「真貨，上等真貨。」鐵扇公主說。

　　依據舉證分配原則，真的有出借一把價值白銀

500 萬兩,能夠搧熄火燄山的芭蕉扇,應該由債權人鐵扇公主來舉證。

- 最高法院 101 年度台上字第 904 號、98 年度台上字第 1219 號裁定要旨

　　當「原告提起消極確認債權不存在訴訟,如被告主張其債權存在,依舉證責任分配法則,自應先由主張該債權存在之被告負舉證之責」。

- 最高法院 98 年度台上字第 1045 號判決、81 年度台上字第 2372 號判決要旨

　　「倘當事人主張與他方有消費借貸關係存在者,自應就該借貸意思,互相表示合致及借款業已交付之事實,均負舉證之責任,其僅證明有金錢之交付,未能證明借貸意思表示合致者,仍不能認為有該借貸關係存在。」

　　也就是說，原告（林伯伯、孫悟空）既否認與被告（王○○、鐵扇公主及牛魔王）間，有 600 萬元借款／500 萬兩白銀（真能用的芭蕉扇）之合意與交付，則應由被告對此負舉證責任。

　　當發覺家中老人家，近來言行不是很流利，老是有些話想講又說不清楚，生活習慣判若兩人，就好比存放在腦海記憶區裡的言行、習慣，跟壞掉的硬碟磁軌一樣，資料怎麼重整都成了亂碼一片。

　　請帶他們到醫院的神經內科、老人科、老人醫學中心就診，失智症病人的很多言行是身不由己的。或向民間的相關社團，如：「社團法人臺灣失智症協會」尋求諮商協助。

第四章

身不由己

機車誰的

　　分局裡的每個人都神色匆忙，似乎手上都有做不完的公務。羅伯伯低著頭坐在分局裡，等著接受偵訊製作筆錄，沉默的身形，備顯傴僂。

　　鼓起勇氣，羅伯伯拉個人問：「這裡是？我怎麼會在這裡？」他實在不太明白，自己為何置身在此。

　　「你是因為竊盜罪被逮捕，現在時間是民國〇年〇月〇日下午2點30分，我們開始製作筆錄。你叫什麼名字啊？」偵查佐問。

　　最近社會案件量暴增，偏就人力精簡，派出所、分局的每個人都忙到不可開交，上午還忙著處理毒品案件的偵查佐，午餐的便當只簡單扒了幾

口，就趕緊來訊問羅伯伯。

「我……我……」羅伯伯支支吾吾。

「有沒有帶身分證、健保卡、駕照，或者是有照片的身分證件？」

搖搖頭，羅伯伯無力地垂下肩，不知是不是胃口差、吃得少、體力銳減，這一兩年，羅伯伯身形越來越瘦，人一垂肩，彷彿顯得更為膽小畏縮。

「你的年籍資料？啊就是你的出生年、月、日啦？」

「我……」

「住哪裡？」

「什麼？」

「阿伯，你家電話幾號？要不要幫你打電話通知你家人？」偵查佐耐著性子，昨晚的緝毒勤務，讓他一整晚熬夜，忍不住呵欠連連。

「什麼電話？我不知道啊？」

「我們開始做筆錄。你的權利都知道喔？就是保持緘默、找律師、請求調查有利你的證據、不用說違背自己意思的話。」

「嗯？」

「○年○月○日上午 8 點多，你在○○市○○區○○路的騎樓，有偷一輛車牌號碼 ABC-1234 的機車？」

「我、我沒有……我的車？」

「你不是要用你自己的車鑰匙，發動電門引擎，把機車騎走？」

「沒有、沒有、我的車……」

大白天，上午 8 點多，熙來攘往的大馬路旁。羅伯伯手上拿著一把老舊的機車鑰匙，意圖想要插入車牌號碼 ABC-1234 號的機車電門孔洞裡，但舊鑰匙與新機車，形式明顯不合，他試到滿頭大汗心急如焚，機車猶然不動如山。慌慌張張又徒勞無功

的動作，持續了好一會兒，引起路邊冷眼旁觀這一切的路人李先生注意，拿起手機：「喂！110嗎？我要報警，有人打算偷車。」

幾分鐘後，羅伯伯遭到警察逮捕，手上那支年分不詳的老舊鑰匙被當作犯罪工具，一併被扣押。

歷經一個半小時，筆錄仍然處在「鬼打牆」問不出個所以然的狀態，偵查佐起身，大聲吆喝著：「誰來用指紋系統幫我查一下這位伯伯的資料和家裡電話？」

查到電話後，偵查佐立刻打電話給羅伯伯的兒子。

「羅先生嗎？您爸爸是羅○○？他因為竊盜案遭到警察逮捕，現在是在○○分局，麻煩您過來一趟。」電話一接通，偵查佐開門見山地直說。

「什麼？竊盜？我爸爸？你玩詐騙電話嗎？」電話被喀的一聲給掛斷，小羅先生嘴裡還碎碎唸

著：「內政部警政署不是一直都在宣導詐騙集團利用檢警詐欺，哼，囂張，哪來那麼多的假檢警？」

電話又響起，接起電話，小羅正想狠虧一下

——

「您應該是羅○○家屬吧？他有沒有殘障手冊？有的話順便帶過來，如果是心智障礙，也可以幫他向法律扶助（簡稱法扶）基金會提出申請，撥打專線申請第一次檢、警偵訊由法扶律師陪同。還有，先別掛電話，我不是在詐騙，我的確是○○分局的偵查佐○○○，你可以打過來求證。」

小羅立刻抓起車鑰匙，直奔分局。

大約兩年前，羅伯伯的脾氣變得暴躁、易怒、陰晴不定，經常會對家人無端找碴，出現明顯記憶力缺損，就醫後診斷為中度失智症，固定在神經內科門診追蹤治療，他有時間、地點及定向力障礙，加上操作機械明顯是力不從心，油門煞車已經完全

弄不清楚，家人早就不允許他騎乘機車，也把他的老爺機車給報廢了。

　　小羅在偵查佐的幫忙下，立刻撥打法扶基金會的專線電話（02）2559- 2119，為困在分局裡有口難言、無法為自己申辯的老爸張羅脫困。以羅伯伯因神經系統構造及精神、心智功能損傷或不全，無法為完全陳述等理由，提出陪訊申請。法扶基金會的客服中心，在接受申請後立即派任法扶律師，前往羅伯伯所在並即將接受訊問之分局，陪同完成當次的偵訊程序，保障他的訴訟權益。

　　法扶律師趕到分局後，偵查佐終於順利完成偵訊羅伯伯的筆錄，隨即將羅伯伯移送至地方檢察署，由內勤檢察官訊問。法扶律師也隨同前往地檢署在場陪同偵訊，並協助羅伯伯辯護。

　　在偵查庭，羅伯伯依然六神無主、答非所問。

　　「羅先生，你可以聽得懂檢察官的問題嗎？」

羅伯伯不言不語、自顧搖頭。

「你有打算要偷機車嗎？」檢察官試著用最簡單的語句訊問。

「車、我……」羅伯伯手指著自己。

「你的？你是說機車是你的？」

「嗯！」

「你是用扣案的這把鑰匙偷嗎？」

「嗯？」

「鑰匙是你的嗎？」

「是、是我的車、沒、沒有偷。」這大概是羅伯伯從分局到地檢署，說得最清楚的一段話。

「辯護人，有無任何答辯？」檢察官問法扶律師。

「被告於兩年前經醫師診斷為中度失智症，每三至六個月都會固定前往神經內科門診，他是因為心智障礙才無法認知到自己行為違法，而且，他有記憶力缺損，恐怕是把被害人的機車誤認為自己

的。懇請檢察官給予交保，或責付給家屬。」法扶律師幫忙提出最新的診斷證明書。

檢察官訊問完畢後，以羅伯伯並無再犯之虞，責付給小羅先生，結束這一場驚魂記。

不明白這一整天的波折究竟是發生什麼事，回到家的羅伯伯仍喃喃自語著：「我的機車、我的機車咧？」

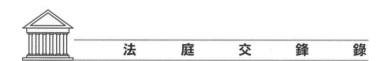

法　庭　交　鋒　錄

羅伯伯經檢察官以涉嫌犯刑法第 320 條第 3 項、第 1 項「竊盜未遂罪」而聲請簡易判決處刑，然因辯護人提出辯護理由狀，主張羅伯伯主觀上絲毫沒有竊盜的犯意，無法認知到自己的行為有違反法律規定等，經法院調查後，認為不宜以簡易判決

處刑，而改依通常訴訟程序加以審理。

「對於檢察官聲請簡易判決處刑之事實，被告是認罪？還是否認？」法官問。

「我、沒有⋯⋯沒有⋯⋯」

「被告的答辯？」

「我、我不會⋯⋯」

「還是請律師幫你回答嗎？」法官看出羅伯伯的窘迫，耐心地說。

「法官，被告多年前有一部機車，他罹患失智症後，家人擔心他迷路、走失、使用機車有安全顧慮，因此把機車報廢，他可能是誤認被害人的機車為自己的，而且，他因為失智症而喪失判斷能力，無法認識到自己行為是違法的。」辯護人幫忙陳述。

「是否要聲請調查證據？」法官問。

「聲請調取被告的病歷，送請○○醫院鑑定被告的心智狀況是否有精神障礙或心智缺陷，另外，

聲請傳喚證人即目擊並報案的李○○，待證事實為被告並無任何掩飾犯行、隱匿行蹤的行為，與一般竊盜行為迥異。」

根據證人李○○的陳述，羅伯伯在人來人往的大馬路上，完全沒有迴避路人的眼光，就這麼堂而皇之毫無隱蔽的從口袋拿出一把鑰匙，在引擎電門上試了又試，一試再試，手因為顫抖不穩，而多次將鑰匙掉落，無法正確且剛好的將鑰匙插入孔洞中，大約花了好幾分鐘，證人自己還上前詢問怎麼回事，羅○○也絲毫沒有放棄，直到附近又有人圍觀，還有人出聲說：

「這部機車不是住附近○小姐的摩托車嗎？」

「這位老先生怎麼在亂發動人家的車？」

「那個鑰匙明明就不合還硬要發動？」

證人李○○才拿出手機撥打110報警，證人也覺得很奇怪不可思議，怎麼會有人偷車偷得這麼光

明正大，大白天的上午 8 點多鐘，人潮洶湧的大馬路，偷車技術還如此拙劣，毫不遮掩又完全無視路人都已經在議論紛紛的圍觀，行竊手法簡直也太拙劣了。

經法院囑託醫院鑑定，醫師認定羅伯伯為中度失智症患者，他在偷機車的過程中，與一般行竊的人「掩飾犯行」、「迴避辨認」及「脫免逮捕」等行為樣貌顯然有所不同，羅伯伯是在沒有人監督、協助的狀態下，呈現「失能」症狀。

被通知以被害人身分而出庭的這輛機車的車主，在羅伯伯的家人誠懇致歉後，理解老人家所罹患的身心疾病，也向法官表明不追究被告刑責，同意原諒被告。

歷經準備、審理程序，羅伯伯疲於奔命在法庭周折，幾度來回，對於行動能力越來越不便的他，構成很大的折磨。家人決定未來勢必要準時帶羅伯

伯回診、就醫吃藥，給予生活上最大的支持，雖然老人家的記憶喪失，也得要好好跟老人家解釋，那部老爺機車並不是憑空消失，而是以老人家的身體、操控能力，及對於交通號誌標線的陌生，已經不適合再使用步行以外的任何交通工具。

　　法院最後以被告不能辨識行為違法，並無刑事責任能力等理由，而判決羅伯伯無罪。小羅一家人終於放下心中大石，不再有羅伯伯可能得入獄服刑的倉皇驚恐。

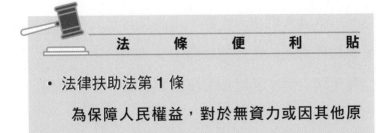

法　條　便　利　貼

• 法律扶助法第 1 條

　　為保障人民權益，對於無資力或因其他原因，無法受到法律適當保護者，提供必要之法

律扶助，特制定本法。

- 法律扶助法第 5 條第 4 項第 3 款

　　本法所稱因其他原因無法受到法律適當保護者，係指下列情形之一：因神經系統構造及精神、心智功能損傷或不全，無法為完全陳述，於偵查、審判中未經選任辯護人；或於審判中未經選任代理人，審判長認有選任之必要。

- 法律扶助法第 17 條

　　申請法律扶助，應以言詞或書狀表明下列各款事項，提出於分會：

一、申請人姓名、性別、出生年月日、身分證明文件編號、住所或居所。有法定代理人或申請代理人者，其姓名、出生年月日、身分證明文件編號、住所或居所，及與申請人之關係。

二、第五條之情形及相關釋明或證明文件。

三、法律事件之陳述及相關證據。

四、法律扶助之種類。

神經系統構造及精神、心智功能損傷或不全，無法為完全陳述者，得由身心障礙福利機構逕以其為申請人代為前項之申請。

以言詞為申請者，分會應做成紀錄，經向申請人或其代理人朗讀或使閱讀，確認內容無誤後由其簽名或蓋章。

申請法律扶助不合第一項所定程式者，分會應定期通知補正；逾期未補正者，駁回其申請，並載明覆議之期間。

財團法人法律扶助基金會網站
https://www.laf.org.tw/

　　為衡平犯罪嫌疑人與犯罪偵查機關雙方間法律專業知識之落差、協助當事人於警詢、偵訊等程序中有效保障自身之權益，財團法人法律扶助基金會自 2007 年 9 月 17 日起成立「檢警第一次偵訊律師陪同到場專案」，開啟 24 小時全天候、365 天全年無休的服務。

　　當事人只要符合下述「申請對象 / 條件」之資格，經本人、親友、社工或訊問機關撥打 (02)25592119，法律扶助基金會客服中心將立即派任基金會律師前往當事人即將接受訊問之警察局、地檢署或法院，陪同完成當次之訴訟程序，以保障當事人的訴訟權益，且當事人無庸支付律師費用，均由基金會代為支付。

　　當事人因神經系統構造及精神、心智功能損傷或不全，無法為完全陳述者，於警詢、偵訊、偵查中均可申請。

　　「神經系統構造及精神、心智功能損傷或不全」
是指「領有身心障礙手冊或衛生機構開立之醫療證
明」，或檢警人員依其陳述能力認為客觀上陳述能力
不佳之人。

資料來源：財團法人法律扶助基金會網站

　　罹患失智症之患者，若不慎誤觸法網，又因受
限於記憶缺損、語言障礙而難以為自己申辯時，本
人、家人均可代為提出申請，而於警察、檢察官第
一次偵訊時，與法扶律師溝通，並就法律意見充分
諮詢、說明，且得由法扶律師陪同接受訊問、製作
筆錄，以保障憲法所規定之實質受辯護之權利。

停止審判

　　楊奶奶掛上電話，輕輕嘆了一口氣，實在也不知道該怎麼辦，最近，只要電話鈴響，她總是如驚弓之鳥，擔心受怕得不知如何是好。

　　「是楊○○的家人嗎？」

　　「是。」

　　「我們這裡是○○派出所，楊○○剛剛又在○○路 50 巷圍牆邊脫下褲子，驚嚇到經過的女性路人。」

　　「對不起，真對不起……」

　　「不用跟警察說對不起啦！趕快來處理，還是你們要幫他找律師？」

　　楊奶奶雙手蒙著臉，淚水不聽使喚的奔流而下……

　　除了派出所，前兩天還有來自地檢署法警的電話：

　　「是楊○○家？」

　　「嗯。」

　　「我們這裡是○○地檢署法警室。」

　　「啥？」

　　「楊○○目前在地檢署的拘留室。」

　　「為什麼？」

　　「楊○○在學校附近圍牆邊脫下褲子，嚇到女學生驚聲尖叫，被移送公然猥褻罪，檢察官已經問完了，說要讓他交保三萬元，你們要不要來幫他交保？不交保可能會被聲請羈押喔。」

　　「交保？羈押？」

　　「要快點來辦，超過覓保時間，就可能會移送

法院聲請羈押。」

「好，好，立刻去。」楊奶奶慌到雙手抖個不停。

兒子出差到國外，楊奶奶只能硬著頭皮，急忙拜託媳婦領現金到地檢署幫忙交保。這麼見笑丟臉的代誌，竟然得跟媳婦開口，還要媳婦出面幫忙繳款好讓公公交保，這種事傳揚出去，給媳婦娘家知道，別說顏面無光，恐怕書香門第的親家，都要登門興師問罪。

「老不修，越活越回去！」楊奶奶在心裡怒罵。

小楊先生回國，免不了一場風暴。

面對老婆、兒子連番的指責，媳婦質疑的白眼，孫兒、孫女的刻意保持距離，楊爺爺待在家的時候，更加沉默了。

下午天氣還不錯，楊爺爺獨自外出，直到晚餐時間仍沒回家，楊奶奶內心十分忐忑，擔心他又闖了禍，還在猶豫要不要打電話給兒子尋人時，電話

鈴聲又響起。

「這裡是○○醫院急診室，請問是楊○○家人嗎？」

「是的，我是他太太，在急診？很嚴重嗎？發生什麼事了？」

「楊○○路倒在馬路邊，是路人打 119 叫救護車送來急診，他不知是為了閃避機車？還是什麼原因一腳踩空，目前醫師初步檢查是右腳粉碎性骨折，正在急診室。」

開刀後，原本就罹患有糖尿病的楊爺爺，傷口更需要小心照護，必須臥床仰賴家人照顧，復健時更需要有人陪伴，或是推著輪椅帶他出去走走、曬曬太陽。

透過專業醫院看護人力派遣公司的協助，找來醫院 24 小時的看護員，她是嫁來臺灣的印尼籍配偶阿真，手腳俐落，總是笑臉迎人，難得的是，中文

聽說流利，能陪著楊爺爺談天說地，是病中不讓爺爺無聊的絕佳幫手。

幾天之後，阿真竟然提出終止看護契約的要求。

「為什麼不想做了呢？我們很需要妳的幫忙啊？」小楊夫妻驚訝不已，更多的則是無助。小楊夫妻都是上班族，奶奶年紀又大，體力哪堪負荷，若要到醫院輪值照顧，每個人都有可能累到癱。

「爺爺很多無理要求嗎？」

「沒有。」

「還是爺爺體型胖了點，體重多一些，行動擺位讓妳太過吃力？」

「爺爺他——」阿真欲言又止。

「壞脾氣？不好照顧嗎？還是？」

「爺爺會脫光衣物，暴露下體，還會在我抱他起身時，突然伸手偷襲我！」

小楊先生大驚失色，臉龐像被熱辣辣的掃過兩

巴掌，又生氣又難堪，小楊太太忙著對阿真說抱歉安撫，結算看護工資時，還多給了個紅包，並一再誠懇地低頭道歉，希望求得阿真的諒解，千萬不要提告。

但一波未平一波又起，小楊夫妻還在為了尋找下一位看護員而焦頭爛額之際，竟然收到了楊爺爺涉嫌公然猥褻罪的起訴書。

「在學校圍牆邊？在安靜巷弄裡？在大馬路上？驚嚇了這麼多女生？光天化日之下，這還要不要臉？」小楊先生氣到把起訴書揉爛扔地，楊奶奶除了掉眼淚、還是掉眼淚：「你爸爸，年輕時，真的不是這樣，很有禮貌、風度翩翩、很紳士的。」

面對暴怒翻臉的兒子，楊爺爺倒是乖乖住在醫院，一點都不敢耍性子吵著要出院。

趁著主治醫師巡房，小楊先生追到了病房外，囁嚅著，遲遲不敢開口。

「是你爸爸的狀況，有什麼問題嗎？」

「醫師，是這樣的，我爸爸、他、嗯、有點、怪怪的，我是指他的某些行為……」小楊先生指了指自己的腦袋：「他的性格、大變！」

聽小楊先生尷尬說完，主治醫師會診了神經內科，並安排做評估、篩檢，報告出來，證實楊爺爺的認知功能衰退、口語理解困難、有容易迷路傾向、有被偷竊妄想，確診為中度失智症，同時合併有失智症行為精神症狀，而不適切性行為，正是因為他前額葉、顳葉及海馬迴損傷、腦部神經病變所造成。

原來，失智症的地雷，隱約地在爺爺腦袋中一個接一個引爆，而失智症行為所造成的精神症狀風暴，跟著波及到家裡，錯怪、誤解，撕裂家人情感的殺傷力，讓小楊家人依然害怕。

在律師事務所，小楊先生拿著起訴書諮詢律師。

「刑法第234條第1項的規定是：意圖供人觀覽，公然為猥褻之行為者，處一年以下有期徒刑、拘役或三千元以下罰金。構成要件有三項，必須要有想讓他人看得到的主觀意圖、想法，地點是在不特定人可以共見共聞的公開場所。所謂猥褻，根據最高法院的判決意旨，是指性交以外，基於滿足性慾的主觀犯意而為。依一般社會通念，都認為足以誘起、滿足、發洩人之性慾，而使被害人感到嫌惡或恐懼之行為。」律師看著起訴書所引用的犯罪法條，仔細說明。

「那我爸會被判刑嗎？」

「先別緊張，我們要先釐清楊爺爺主觀的想法，要看他的意圖。」

「我爸爸有中度失智症，醫師說是腦部損傷導致不適切的性行為，無法控制自己的衝動。」

「在這麼多次的案件發生之前，你們家屬知道

爸爸有失智症？」

　　小楊先生嘆了好大一口氣，沉默了好一會兒，才緩緩開口：「是我們疏忽了，完全沒把爸爸的失控行為和病情聯想到一起，害他受了這麼多不被理解的苦。」小楊先生為爺爺委請律師，要陪著爺爺打這場艱困的司法硬仗。

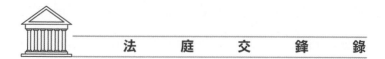

法　庭　交　鋒　錄

「楊○○先生，電腦螢幕上的年籍資料記載都正確嗎？」法官問。

　　楊爺爺愣愣的看了看，沉默搖頭。

　　「你都知道自己訴訟上的權利嗎？」

　　爺爺仍舊不語。

　　「你是要保持緘默嗎？」

「我……嗯……」

「你知不知道檢察官起訴你的是什麼事？」

「不、不、不知道。」

「你要承認還是否認？你知不知道我現在問你的意思？聽得懂我的問題嗎？」法官很有耐性，但彷彿面對一堵高牆，聲音直線傳出去後，迴音暫折，怎麼樣都進不了楊爺爺的耳裡、腦裡、被思考。

「你要請律師幫你答辯嗎？還是我們請律師幫被告答辯？」

「楊先生罹患中度失智症，理解、判斷及處理能力急遽退化，語言功能出現障礙，因為前額葉、顳葉損傷，合併有失智症行為精神症狀。」律師答辯：「被告無法理解自己的行為，他是因為腦部損傷才造成性慾望興奮、性衝動及適切的控制能力出現問題。被告也無法了解訴訟行為及審判意義，可能也聽不懂法官的問題，也無法充分與辯護人溝通、

討論。懇請法院囑託○○醫院鑑定，以調查被告是
否有到庭接受審理的就審能力。」

　　除了言詞說明外，律師還提出楊爺爺的診斷證
明書，並向法院聲請鑑定。法官向○○醫院調取楊
爺爺所有的病歷、門診記錄單等，一起送請○○醫
院對被告楊爺爺進行精神鑑定，醫師所出具的鑑定
結果清楚記載：

　　楊○○於○年○月因粉碎性骨折經救護車送急
診，開刀後，術後因糖尿病需專人照護，並接受復
健治療，於住院期間，會診神經內科而發現罹患有
中度失智症，之後在神經科門診規則追蹤領藥，目
前主要診斷為額顳葉型失智症、癲癇、糖尿病。其
整體認知功能受損，整體社會功能減損，語言表達
不流暢，對外在事物的知覺、理會、判斷作用、自
由決定意思的能力部分喪失。

第二次開庭。

法官提示醫院的鑑定報告，並詢問檢察官、辯護人的意見。

「我們尊重鑑定報告，對於證據能力沒有意見。」看著被告席上一副事不關己的楊爺爺，檢察官的心中已然浮現清晰的答案，司法固然是要懲奸罰惡，卻非對於無法充分主張對等防禦權的被告，依然窮追不捨。

「被告楊〇〇因為罹患中度失智症，無法與辯護人溝通、準備答辯，也無法在公開審判庭親自為自己辯護，無法行使詰問證人之權利，也無法在辯論程序為最終陳述。被告不具備自由決定之意思及陳述能力，無法行使訴訟上的防禦權，基於公平法院、公正審判之旨，請求停止審判。」律師所說的，是爺爺的困境，他的靈魂困在逐漸喪失各種能力的軀殼中，完全身不由己。

「被告楊○○停止審判。」

　　法院的裁定送達楊爺爺家中，小楊夫妻、奶奶都鬆了一口氣，而楊爺爺依舊一副與我何干般置身事外模樣，不過只要爺爺出門，奶奶和看護一定全程緊盯。審判落幕，如何與失智症和平共處的課題，才正要在楊家展開。

法　條　便　利　貼

• 刑法第 19 條

　　行為時因精神障礙或其他心智缺陷，致不能辨識其行為違法或欠缺依其辨識而行為之能力者，不罰。

　　行為時因前項之原因，致其辨識行為違法或依其辨識而行為之能力，顯著減低者，得減

輕其刑。

前二項規定，於因故意或過失自行招致者，不適用之。

- 刑事訴訟法第 294 條

被告心神喪失者，應於其回復以前停止審判。

被告因疾病不能到庭者，應於其能到庭以前停止審判。

前二項被告顯有應諭知無罪或免刑判決之情形者，得不待其到庭，逕行判決。許用代理人案件委任有代理人者，不適用前三項之規定。

孫臏與龐涓年輕時均師從鬼谷子學習兵法，但孫臏勤奮攻讀，刻苦鑽研，加上天資聰明，很快就超越了龐涓，龐涓知道自己技不如人，十分嫉妒孫

臏，便故意陷害孫臏，誣稱其私通敵國，而使孫臏
受到刖足的酷刑。孫臏後來獲知一切都是龐涓的陰
謀，就故意裝瘋賣傻，還深恐被發現而吞糞、在豬
圈打滾，皆是為了取信於龐涓。

終於，孫臏伺機脫逃，最後在兩軍對陣時，還
引誘龐涓來追，再設下伏兵，而將龐涓亂箭射死在
馬陵道上。孫臏是故意裝瘋賣傻，而非「精神障礙」
或「心智缺陷」；而且孫臏的內心非常清楚，目的就
是要隱匿躲避，才能除去大敵，置龐涓於死地。

**所謂「不能辨識其行為違法或欠缺依其辨識而
行為之能力」，恰恰相反，行為人是完全不清楚、不
知道、不明白自己所做的行為是違反法律規定的。
為了調查被告是否真的具有「精神障礙」或「心智
缺陷」，法院通常會囑託具有專業知能、技術之醫院
精神科醫師進行鑑定，方能參酌鑑定報告而為衡**

酌、認定。

倘若被告經鑑定確實精神狀態及認知能力，已達心神喪失，根本無法於訴訟上陳述意見及為自己辯護，將會影響到被告的聽審、公正程序、公開審判請求權及程序上之平等權等。

代表國家刑罰權之一方即檢察官的能力卓越、邏輯清晰，然受審判之被告一方，則口不能言或答案風馬牛不相及，形同架空刑事訴訟法所定當事人武器平等原則。因此若罹患失智症的長者，或患者根本無法理解自己的行為，事後也完全不能明白訴訟審理的意義，程序上可以向法院聲請依刑事訴訟法第 294 條之規定，裁定停止審判，實體上則可以根據刑法第 19 條第 1 項為不罰、無罪之抗辯。

碰到，不爽

「唉唷，幹嘛、誰啦？好痛！」

王奶奶的後腦杓陡然一陣劇痛，像挨了一記悶棍似的火辣，天旋地轉……摸著自己的頭，她還是搞不清楚發生什麼事？

「可惡！」突然身邊有人怒喝，拳頭竟如雨下，痛打在王奶奶的身上。

「救命啊！打死人了、救命啊！」王奶奶驚呼，劇痛讓她無力承受，猛一起身，在這搖搖晃晃的公車上，腳步不穩，幾乎要跌倒在地。

旁邊幾個背著書包的高中生趕緊上前，一個人穩穩抱住王奶奶，避免她摔跤，另一個人緊緊抓住

羅爺爺的雙手，壓下他正準備高舉掄起的拳頭，還有一個人奔到前方的駕駛座，提醒公車司機後方有傷患，得趕緊送醫。

公車司機也聽到了撞擊聲、救命的叫喊聲，立刻慢慢將公車滑行到路邊，車停穩後，目睹一場突如其來的毆人戲碼，驚魂甫定的乘客紛紛下車，不知道是誰打 110 報了警，附近的警察立刻趕了過來，衝上公車將施暴的羅爺爺逮捕。

醫院的急診室。

警察邊安撫做完檢查、包紮、治療告一段落的王奶奶，邊製作筆錄。

「知道是誰動手打妳的？」

「不清楚，我沒看到，後腦杓又沒長眼睛。」

「認得那位被我們逮捕的老爺爺嗎？他姓羅。」

「完全不認識。」

「妳在哪一站上車？」

「○○捷運站前。」

「上車時有看到老爺爺嗎？」

「沒注意到。」

「你們兩個有先發生口角？」

「沒有啊，我根本就沒說話，誰會對著空氣或陌生人開口瞎扯啊？不過，他好像一直在喃喃自語，一下大聲一下小聲碎碎唸，但說什麼沒聽清楚。」

「妳身上的傷勢？」

「可嚴重了，我要告那個亂打人的什麼羅○○的，傷害罪對吧？還有，我要跟他求償！」

「妳還有什麼補充或意見嗎？」

「叫那個羅○○的家人，看管好他，不要讓他跑出來到處走，抓狂亂打人，他是怎樣？腦袋有問題喔？」

分局的偵查佐辦公室。

　　警察正試圖與羅爺爺溝通，打算聯繫他的家人並製作筆錄。

　　「羅〇〇嗎？有沒有需要幫你通知家屬？」

　　「不用。」

　　「知道家裡電話嗎？還是誰的手機？」

　　「不用。」

　　「你知道自己可能涉犯刑法第 277 條第 1 項的傷害罪？」

　　「不用。」

　　「什麼不用？要啦！要跟你說清楚你的權利啦，不然以後你們又調警察訊問錄影，一直爭執說我們都沒有遵守法律規定。剛剛我說的，你都有沒有聽懂啊？」

　　「不用。」

　　「算了，算了。我直接問你好了。你今天幾點搭上〇號公車的？」

「嗯……」

「在哪一站上車？」

「不知道。」

「上車時有看到王奶奶嗎？就是被你狠狠揍了一頓的那個老太太啊！」

「不知道。」

「不知道？」警察忍不住摸了摸下巴：「公車開到○○站附近，剛過站牌，你不就突然動手打人了？」

「嗯、好像吧？」

「用拳頭？還是有拿東西打？」

「用手。」

「喔！好，那我再請教你，認識王奶奶嗎？那個被打的老太太。」

「不知道。」

「無冤無仇，為什麼突然打人？還把人打到腦

震盪？」

「那個老女人碰到我。」

「什麼？你是說、碰到你？什麼東西碰到你？你有受傷？」

「她的背包，碰、到、我。」

「就因為背包碰到你，你就打她一頓？」

「不、舒、服。」

偵查佐搖搖頭，實在不能理解，孔老夫子說「君子有三戒，少之時，血氣未定，戒之在色；及其壯也，血氣方剛，戒之在鬥；及其老也，血氣既衰，戒之在得。」這個老人家都七老八十，早過了逞兇鬥狠的年紀，怎麼還為了背包碰撞這種芝麻綠豆小事，氣到動手打人還吃上官司？

公車上的移動式數位錄影監視系統，成為犯案的如山鐵證，清楚拍攝到王奶奶在〇〇捷運站前上車，刷完敬老卡，舉步緩緩往內移動，身後的雙肩

背包恰巧勾住羅爺爺側背著的環保購物袋，大概是
購物袋因此抖動了幾下，袋子的尖角觸碰到羅爺爺
的身體，羅爺爺突然暴怒，面目猙獰轉身掄拳，兜
頭就是一下又一下的重擊，連續數次後，幾個高中
生衝上前團團圍住兩人，羅爺爺仍沒有罷手的意
思。見義勇為的幾個高中生作證，陳述也跟監視錄
影畫面拍攝的過程大致相符。

　　「那個爺爺，跟瘋了一般。」高中生在偵查庭
作證時，這樣形容。彷彿上了一堂活靈活現的公民
與社會課，他們現在完全了解到目擊證人、收到傳
票、作證義務、法庭陳述，以及路見不平拔刀相助
的意義。

　　被告羅爺爺對於自己的傷害行為完全坦承，被
害人王奶奶則清楚指控被毆打的過程，加上高中生
的證詞，還有公車上錄影監視畫面，幾個月後，羅
爺爺被檢察官以涉嫌犯傷害罪為由，向法院聲請簡

易判決處刑。沒多久，王奶奶的家人，也寄來了刑事附帶民事起訴狀繕本給羅爺爺。

「100萬？」羅爺爺的兒子小羅先生邊看刑事附帶民事起訴狀，邊不可置信喊著。老爸這場由天而降的禍事，已經讓他心力交瘁。

一兩年前，老爸爸的情緒與行為開始有些轉變，變得冷漠、自私、沒有同理心，家人都僅以為是年紀大了、更加孤僻固執，讓讓他倒也就相安無事。

這場官司衍生出來的善後問題，讓小羅先生豈止頭殼抱著燒？鉅額賠償，讓收支勉強持平的小家庭嚇壞了。小羅先生越想越覺得離譜，高職訓導主任退休的老爸，始終痛恨暴力行為，怎麼老來脾氣反而變得如此火爆？

連哄帶騙押著老爸去就醫，小羅先生才知道老爸腦部的額葉及顳葉出現障礙，早期是人格變化、語言障礙和行為控制力的喪失，常常出現不合常理

的行為舉動；更漸進性退化之後，則是出現在外遊
蕩、迷路等脫線狀況，接著還會出現攻擊行為或表
現出其他更具有危險性的動作。僅僅因為無心的碰
撞，感到不舒服就暴怒，不受控制地出拳猛打，正
是困於中度失智症病人的行為及精神症狀。

「100 萬？這怎麼賠？」小羅先生苦笑的看著
律師。

「法院未必會判原告全部勝訴，別這麼悲觀。」

「先前，刑事簡易判決處刑書，認定我爸涉犯
傷害罪，已經判決有期徒刑三個月，得易科罰金，
這樣算算大概要繳九萬至九萬二，才能免去牢獄之
災，再加上這筆天價的賠償，我太太下個月要生老
二，恐怕這一兩年，整個家都得勒緊褲帶、喝西北
風了。」

「原告王○○，也就是那位老奶奶，因為被告
的毆打行為而受傷，主張侵權行為損害賠償，可以

請求的項目分別是健保以外自費支出的醫療費用，因為受傷而多支出的金額，例如：購買輔具、輪椅或美容膠布、搭計程車等的款項，或者無法自主行動自理生活而委請看護的費用，喪失勞動能力的損失，也就是無法上班、工作而沒辦法領到的薪資；不過，王○○已經超過法定勞動年齡的 65 歲，就算在家休養，也不至於有報酬損失，應該沒得主張。另外，就是非財產上的損害賠償，也就是俗稱的精神慰撫金。」

「精神慰撫金？有計算標準嗎？」小羅先生下巴都快掉下來，一筆一筆又一筆的錢……

「法院會斟酌原、被告的身分地位、教育程度、經濟能力、被告加害情形及原告痛苦程度等，決定多少的金額是相當的，並不是原告大筆一揮，寫多少錢，法院就通通買單。」

小羅先生無力地點點頭，心想著：「吳樹燕雲斷

尺書，迢迢兩地恨何如？夢魂不憚長安遠，幾度乘
風問起居。比起只能夢裡思念，自己的父親還健
在，只不過闖了禍，只要堅強收拾殘局，至少不用
像古人隔著迢迢星河苦思親。」

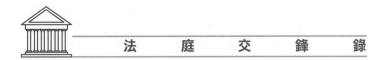

法　庭　交　鋒　錄

「原告訴之聲明？」法官問。
　　「如刑事附帶民事起訴狀所載，被告應給付
原告新台幣 100 萬元及自起訴狀繕本送達翌日起，
至清償日止按周年利率百分之 5 計算之利息。原告
願供擔保，請准宣告假執行。」
　　「請求權基礎？」
　　「依據民法第 184 條第 1 項前段、第 193 條第
1 項、第 195 條第 1 項前段規定，請求被告賠償：

醫療費用、枴杖費用、交通費用、看護費用及精神慰撫金，總共 100 萬元。」

「被告的答辯？」

「被告承認有毆打原告，不爭執侵權行為之事實，但原告所請求的費用過高，顯不相當。」雖然知道每個人的生命、身體都是無價的，也都應該受到尊重，但羅爺爺早已經退休並無分毫收入，目前的身體狀況連外出都有困難更遑論工作，不管法院判決賠償的金額多少，這筆費用肯定都得由小羅先生咬牙負擔，為了小羅先生的荷包，律師對於金額還是得錙銖必較。

「那被告有要聲請調查證據嗎？」知道原、被告兩造各有難處，一邊是年紀不小的老奶奶，需要復健，另一方是年紀更大的老爺爺，無力賠償，法官耐著性子問。

「是的，聲請函詢醫院，原告的自費項目是否

都屬必要？與傷勢有無因果關係？是否無法自主行動而應搭乘計程車？另外，請求調取原、被告的財產清單、並查明原、被告學歷、退休前的工作、職稱及收入等。」爺爺的律師提出聲請。

「本件有沒有可能調解呢？」法官勸諭著。

「庭上，被告這一方真的很有意願調解，被告是個年近八十歲的老人家，退休前也是奉公守法又受學生尊敬的訓導主任，不過，很不幸的，他被失智症纏上了，還是最沒有病識感，最常被忽略的額顳葉型失智症，他的脾氣僵化、個性固執、容易暴怒等，都不是原來的個性，是腦部障礙所帶來的不得已的轉變。這筆賠償金額，一定是原告的兒子要支出，年輕人收入不高，但勇於承擔，希望原告能夠網開一面，給被告及被告兒子機會，他們願意彌補，只是要能力所及。」律師希望幫爺爺及小羅先生再爭取一些。

「原告的意思呢？」

「我們也願意談，畢竟，一件傷害案，造成兩個老人家的生活大亂，家屬都不樂見。」原告律師立場也有所軟化退讓。

最終，以 50 萬元達成和解。雖然還是筆為數不小的負擔，但小羅先生說：「沒關係，他是我爸爸，錢努力再賺就有。」

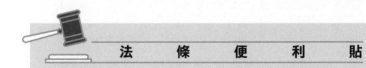

法　條　便　利　貼

• 刑事訴訟法第 487 條

　　因犯罪而受損害之人，於刑事訴訟程序得附帶提起民事訴訟，對於被告及依民法負賠償責任之人，請求回復其損害。前項請求之範圍，依民法之規定。

- 民法第 184 條第 1 項

　因故意或過失，不法侵害他人之權利者，負損害賠償責任。故意以背於善良風俗之方法，加損害於他人者亦同。

- 民法第 193 條第 1 項

　不法侵害他人之身體或健康者，對於被害人因此喪失或減少勞動能力或增加生活上之需要時，應負損害賠償責任。

- 民法第 195 條第 1 項

　不法侵害他人之身體、健康、名譽、自由、信用、隱私、貞操，或不法侵害其他人格法益而情節重大者，被害人雖非財產上之損害，亦得請求賠償相當之金額。

　　所謂「刑事附帶民事訴訟」，係指行為人若因涉嫌犯罪，經檢察官提起公訴，由法院審理，被害人就可以在第二審辯論終結前，以言詞或書狀向法院提出要求賠償損害的民事訴訟。

　　例如：A駕駛保時捷呼嘯而過，卻因超速不及煞車，不小心撞擊正行走斑馬線要過馬路的行人B，B因此倒地受傷，A經檢察官以「過失傷害」為由起訴後，B就可以提出附帶民事訴訟。

　　再例如：C與D一言不合發生口角，C怒急攻心，就拿起桌上的水果刀刺向D的胸口，幸虧水果刀已經很鈍，D雖血流如注卻保住一命，C被檢察官以「殺人未遂」為由起訴後，D也可以提出附帶民事訴訟求償。

　　若是身體受傷，例如B、D，賠償的項目就是：自費支出的醫療費用、因受傷而多增加的支出、喪失或減少勞動能力的損失以及精神慰撫金等。

　　罹患失智症的長者或患者，極容易在缺乏家人監督、陪伴、照護的情況下，而有誤罹刑責之虞，常發生的如：失火（或放火）、傷害（或過失傷害）、性騷擾(或猥褻)、公然侮辱等，都有可能遭到被害人求償。

　　而多半的家屬，是捨不得對於失智症的患者或長者撒手不管的。為了避免造成他人的傷害，增加自己無謂的損失，要多注意患者或長者的行動，「多一分注意，才能少一分災害。」

　　因應失智症患者或長者對於第三人的侵權行為損害賠償責任，避免高額賠償拖累家庭經濟，不足額賠償又恐被害人之創傷難以弭平，日本的金融機關業已推出「失智症者損害賠償責任保險」，用以協助分擔肇事時的賠償責任。

　　臺灣已屬高齡化社會，隨著越來越多老人罹患失智症，衍生之糾紛更為增加，金融機關或可考慮推動此類責任保險。

無能為力的心痛過後

面對失智症的痛擊
我們做好正面迎戰的準備了嗎

　　失智症（Dementia）不是單一項疾病，而是一群症狀的組合，症狀不單純只有記憶力的減退，還會影響到其他認知功能，包括語言能力、空間感、計算力、判斷力、抽象思考能力、注意力等各方面的功能退化，同時可能出現干擾行為、個性改變、妄想或幻覺等症狀，這些症狀的嚴重程度，足以影響其人際關係與工作能力，甚至造成財物的嚴重損失、個人之不利益，有時則因為財產的爭奪而引發家族、手足等情感的崩解。對患者本身、照顧者、家屬在經濟層面、法律方面都造成嚴重衝擊。

• 民法第 14 條第 1 項規定

對於因精神障礙或其他心智缺陷，致不能為意思表示或受意思表示，或不能辨識其意思表示之效果者，法院得因本人、配偶、四親等內之親屬、最近一年有同居事實之其他親屬、檢察官、主管機關或社會福利機構之聲請，為監護之宣告。

罹患中度失智症的王阿舍，抱了一麻袋的現金，跑到美輪美奐的預售屋現場，面對身材窈窕婀娜多姿、笑容甜美的銷售小姐，一下訂就是大手筆的十間房，還先預付了定金。過去，精明的王阿舍會仔仔細細撥弄算盤，計算萬一違約時的賠償金額、有無能力逐期繳納應付款項，但他因為生病，竟然問也不問、想也不想，就毫不顧慮後果的簽訂買賣契約，這很顯然的，就是「不能辨識其意思表示（買賣）之效果（違約）」。

為了預防這種情形一再發生，家屬得負起收拾
善後的責任，甚至，王阿舍好不容易克勤克儉攢了
一輩子的積蓄都付諸東流，家屬就可以趕緊向法院
聲請監護宣告。

- ### • 民法第 15 條規定：受監護宣告之人，無
  行為能力

法院裁定王阿舍為受監護宣告人，並選任王阿
舍的女兒為監護人，未來任何有心下手詐騙的人，
可都得要過五關斬六將，通過王阿舍女兒的監督與
審核，聰明又精打細算的王家女兒，當然不會任憑
別有用心的人越雷池一步。不過，都交給王家女兒
一人處理龐大家產，萬一獨斷獨行，也不免有損害
王阿舍利益的擔憂。對此，民法也設有法院的監督
機制：

法院為監護宣告之裁定，一定會同時選任「會

同開具財產清冊之人」，例如，選任王阿舍的兒子，在裁定後兩個月內，整理清楚，明白詳列王阿舍的名下財產。

若王家女兒想幫王阿舍處分或購置不動產、就不動產為出租、終止租賃或供他人使用，可都得依據民法第 1113 條準用第 1101 條第 1、2 項，聲請法院裁定許可。

• 民法第 15-1 條規定

對於因精神障礙或其他心智缺陷，致其為意思表示或受意思表示，或辨識其意思表示效果之能力，顯有不足者，法院得因本人、配偶、四親等內之親屬、最近一年有同居事實之其他親屬、檢察官、主管機關或社會福利機構之聲請，為輔助之宣告。

最近，田僑仔的行為有些異常，土地價高時不

賣，價格暴跌時，卻嚷嚷著要處理，搞得家人一頭霧水，經醫師診斷後，評估是輕度失智症。家人問他，打算出售一塊土地，有人出價一坪 50 萬元，有人出價 300 萬元，應該與何人交易？田僑仔雖然知道這是在比較金額高低款項多寡，但竟然回答：「5 應該比 3 大！」可見「辨識其意思表示效果之能力，顯有不足」，才會有這樣的誤認。為了避免錯誤的判斷造成損失，家屬便可以提出輔助宣告之聲請。

‧ 民法第 15-2 條第 1 項規定

受輔助宣告之人為下列行為時，應經輔助人同意。但純獲法律上利益，或依其年齡及身分、日常生活所必需者，不在此限：

一、為獨資、合夥營業或為法人之負責人。

二、為消費借貸、消費寄託、保證、贈與或信託。

三、為訴訟行為。

四、為和解、調解、調處或簽訂仲裁契約。

五、為不動產、船舶、航空器、汽車或其他重
　　要財產之處分、設定負擔、買賣、租賃或
　　借貸。

六、為遺產分割、遺贈、拋棄繼承權或其他相
　　關權利。

七、法院依前條聲請權人或輔助人之聲請，所
　　指定之其他行為。

　　法院裁定田僑仔為受輔助宣告之人，並選任田
僑仔的成年兒子為輔助人，這就如同幫田僑仔的財
產築起一道固若金湯的防護牆。未來，任何想要與
田僑仔進行上述法條所規定之法律行為的人，都要
先在牆外敲敲門，看門開不開，若居心叵測的人想
要翻牆而過，肯定會先摔個四腳朝天。

監護或輔助宣告聲請之流程

　　監護或輔助宣告聲請的流程並不困難，家屬應向受監護／輔助宣告之人住居所的法院，提出監護／輔助宣告之聲請狀，並檢附診斷證明書，繳納聲請費用一千元。

　　法院收到聲請後，即會囑託有精神科專科醫師或具精神科經驗之醫師的醫院，對於受監護／輔助宣告之人進行鑑定。

　　民國 108 年 4 月 24 日修法之前，根據家事事件法第 167 條第 1 項前段之規定：「法院應於鑑定人前，就應受監護宣告之人之精神或心智狀況，訊問鑑定人及應受監護宣告之人，始得為監護之宣告。」修法之後，增加但書之規定，在「有事實足認無訊問之必要的情況下」，法官可以不用再前往醫院進行訊問。

為什麼要修法減輕法院的工作負擔

根據世界衛生組織估計，全球平均每 3 秒鐘，就新增一位失智症患者，失智症的影響，已經是全世界共同的挑戰。

近年來我國人口老化快速，失智症人口亦隨之增加，依據衛生福利部 2011 年到 2013 年，委託全國失智症盛行率調查結果，65 歲以上老人失智症盛行率為 8%，目前，台灣估計有超過 27 萬失智人口，預估未來平均一年將增加 一萬人。其中極輕度與輕度占 75%、中度與重度占 25%，40 年後更可能突破 85 萬人。

監護／輔助宣告聲請的案件量，隨著失智症人口增加而逐年攀升，幾達倍數成長，若不修法，恐怕法官會疲於奔命，也無餘裕再進行其他調查。

誰才是最適合擔任監護人或輔助人的人選

　　法院為監護／輔助之宣告時，應依職權就配偶、四親等內之親屬、最近一年有同居事實之其他親屬、主管機關、社會福利機構，或其他適當之人選定一人，或數人為輔助人。

　　為了選出最適合的人選，法院可以命主管機關或社會福利機構進行訪視，例如：社會工作師、家事調查官等，提出調查報告及建議。聲請人或利害關係人，也可以自己提出相關資料或證據，表示自己真的可以好好照顧受監護／輔助人。

　　法院所要斟酌的，除了受監護／輔助宣告之人的最佳利益，還要注意到：

　　受監護／輔助宣告之人之身心狀態與生活及財產狀況、受監護／輔助宣告之人與其配偶、子女或其他共同生活之人間的情感狀況、監護／輔助人之

職業、經歷、意見及其與受輔助宣告之人之利害關係、如以法人為監護／輔助人時，其事業之種類與內容，法人及其代表人與受監護／輔助宣告之人間的利害關係。

　　雖然，法院會仔細調查、精挑細選監護／輔助人，但法官就是不了解失智症患者的心內事，而患者又有口難言，萬一選出來的人就是死對頭或冤家，就是不喜歡，難道不能在更早之前、在失智症侵襲之前，就為自己預先擇定人選？

自己的監護人自己選

　　在民法修訂新增第 1113-2 條至 1113-10 條之後，「意定監護」制度達成「希望那個人是你」的心願。

　　委任人本人與受任人簽訂意定監護委任契約，由公證人作成公證書，於七日內通知法院，未來的某一天，若委任人真的罹患失智症，逐漸失去為自

己的醫療、照護、財務為自主判斷及正確決定之能力，受任人即可向法院為監護宣告之聲請，而法院無庸再為調查，尊重委任人本人之意願，選任受任人為監護人，執行委任人的監護職務。

受任人可以是一人，也可以是多人，可以指定不同的人分別負責醫療、照護、財務等，若受任人有違背職務而不利於委任人，委任人的家屬或利害關係人可以向法院聲請終止意定監護。

雨，總會停

雨後的彩虹，

是天空一抹淺淺的彩色微笑

說好了，

你不會忘記我；

說好了，

失智的人生路上，

你會用法律溫柔守護我；

說好了，

法律的解答讓淚不再無助滑落；

說好了，

結伴攜手扶持同行！

國家圖書館出版品預行編目（CIP）資料

失智症事件簿;法庭交鋒錄／鄭嘉欣著--
初版. -- 臺北市：大塊文化, 2019.09
　　面；　公分. --（Care；64）
ISBN 978-986-213-998-1（平裝）
1.失智症　2.法律諮詢
415.934023　　　　　　　108011943

CARE
Good Care ,
Good Living

CARE
Good Care ,
Good Living